IL GRANDE RICETTARIO SUL DIABETE TIPO 1

La Guida più Completa per controllare il tuo picco glicemico e ritornare al tuo Peso forma con piatti sfiziosi, soffici e delicati grazie al Rimedio Culinare Carbo

Melina Insulinaci

Cara Lettrice Innanzitutto, vogliamo congratularci con te per la scelta straordinaria che hai appena fatto. Entrare a far parte della nostra famiglia significa non solo fidarti di noi, ma anche credere in una trasformazione verso una vita migliore.

Come benvenuto abbiamo deciso di premiarti con 3 bonus esclusivi che siamo certi adorerai. Considerali il nostro modo di darti il benvenuto nella nostra Famiglia e di mostrarti che il meglio deve ancora arrivare.

Scarica il QR code per accedere ai bonus :

- Q&A Esclusivo
- Dipingere Sapori
- L'alimentazione delle campionesse

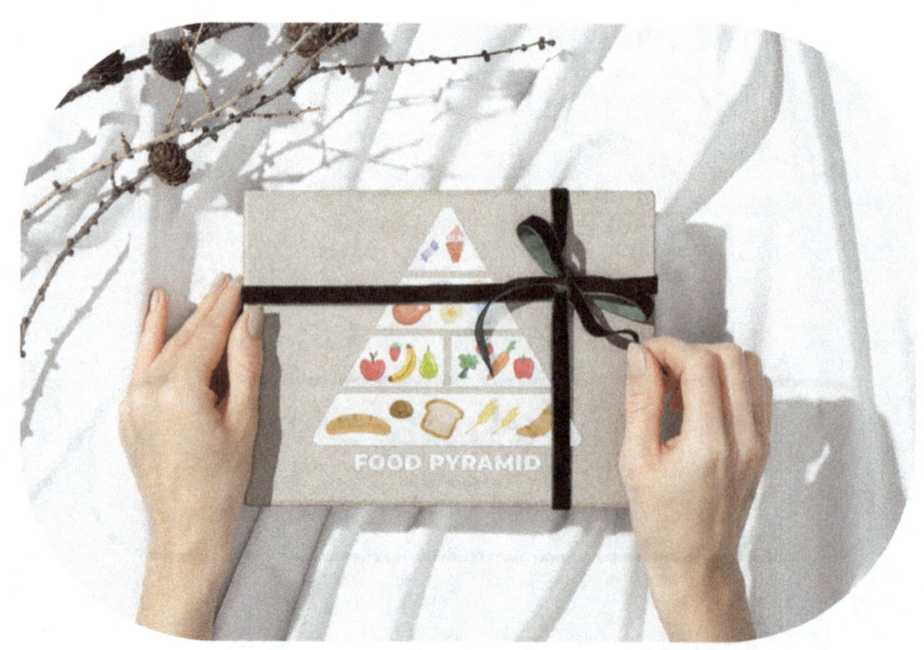

Scarica i Bonus inqudrando il QR CODE con la tua fotocamera

Disclaimer

Cara lettrice vogliamo informarti che il contenuto di questo libro è stato redatto a scopo puramente informativo e non intende sostituire il consiglio, la diagnosi o il trattamento medico. Tutte le informazioni fornite, inclusi i suggerimenti relativi alla gestione del diabete di tipo 1, alla nutrizione, all'attività fisica o allo stile di vita, sono da considerarsi generali e non personalizzate.

Si raccomanda vivamente di consultare sempre un medico qualificato, un nutrizionista esperto o un altro professionista sanitario certificato prima di apportare modifiche significative alla propria alimentazione, ai farmaci o al regime di gestione del diabete.

Gli autori e gli editori di questo libro declinano ogni responsabilità per eventuali danni, diretti o indiretti, che possano derivare dall'uso delle informazioni contenute nel testo. La responsabilità finale per la gestione della propria salute resta esclusivamente del lettore e delle scelte che intraprende.

Ricordiamo che il diabete di tipo 1 è una condizione complessa e individuale, e ogni decisione deve essere presa sotto la guida di un professionista sanitario competente.

Melina
Insulinaci

Tutto quello che devi sapere
sul diabete
Bonus 1 : L'alimentazione
delle campionesse
Bonus 2: Dipingere Sapori
Bonus 3: Q&A le domande piu
sconce sul diabete
Come la mia storia ti può
cambiare
Tutto quello che devi sapere
sul Diabete
Torta di mele della Nonna
Puncacke al cioccolatto fit
Pancacke superfit
fiocchi d'avena
Cuorità
crostata di mele trentine
frullati d'oriente
frullati alla michlen
biscotti alle mandorle siciliane
senza zucchero

Melina
Insulinaci

Barette di avena e noci
croccanti
gelato alla frutta nutriente
crema parmentier
spaghetti ai peperoni freschi
gnocchetti alle melanzane
ragusane
insalta di mais
minestra di lenticchie della
nonna isabella
Pollo all'orientale
Passato di ceci e rosmarino
curiosità
Pollo alla romana
Filetto della bellezza di trota
agli spinaci
Cadedreli in brodo
Sedanini di zucca e rosmarino
Gamberi radicchio ceci e
spuma
Pastiera napoletana a basso ig
Brown al cacao
Tartufi cocco e cioccolatto
svizzeo
Murfin ai mirtilli e limoni

Melina
Insulinaci

biscotti d'avena e cioccolatto
fondente di bruxelles
tortillia di mais
la curiosità

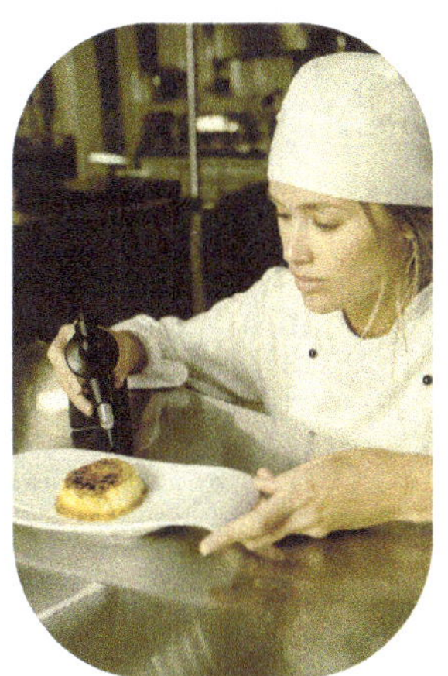

La Mia Storia
col Diabete

Drin Drin il telefono che Suona Ricordo ancora il giorno in cui mi hanno detto che la mia vita sarebbe cambiata per sempre   . Ero giovane, forse troppo per capire cosa significasse davvero convivere con una malattia cronica. Nei primi tempi, ho cercato di ignorarlo, di fare finta che il diabete fosse solo una parola, un piccolo ostacolo che potevo aggirare. Volevo credere che la mia vita non sarebbe cambiata, che avrei potuto continuare a essere "normale". Ma presto ho scoperto che il diabete non ti lascia ignorarlo a lungo.

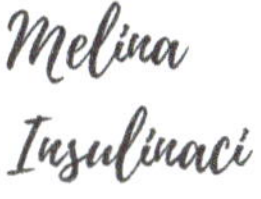
Melina
Insulinaci

Poi è arrivata la fase della lotta, il momento in cui mi sono resa conto che il diabete era un avversario spietato, che richiedeva attenzione costante. Le glicemie che salivano e scendevano senza preavviso, le notti insonni passate a monitorare quei numeri, l'allarme del sensore che mi svegliava all'improvviso... tutto questo era un promemoria continuo di quanto fosse difficile mantenere il controllo. Mi sentivo frustrata e arrabbiata, come se stessi combattendo una battaglia che non potevo vincere. Ho provato di tutto: diete, regole rigide, rinunce, ma sembrava che nulla potesse davvero restituirmi una vita serena.

A un certo punto, ho quasi ceduto. Sentivo che stavo perdendo, che questa condizione avrebbe sempre avuto il sopravvento. La fatica, il senso di colpa, la sensazione di essere "diversa" e di pesare su chi mi stava intorno... tutto questo mi spingeva a pensare che non ci fosse una via d'uscita. Stavo iniziando a credere che la mia vita sarebbe stata solo un susseguirsi di rinunce e di paure. Ero esausta, e stavo quasi per arrendermi.

Ma poi, è successo qualcosa. Ho capito che non dovevo vivere la mia vita come un eterno sacrificio. Ho trovato una strada, un percorso che non si limitava a impormi regole, ma che mi dava un vero potere. Questo rimedio non era una semplice dieta o un altro insieme di restrizioni, ma una guida che mi permetteva di affrontare il diabete senza sentirmi prigioniero. Ho imparato a capire meglio il mio corpo, a trovare un equilibrio tra quello che desideravo e quello che potevo permettermi. Con questo metodo, sono riuscito a gestire la mia glicemia, a tenere sotto controllo quegli sbalzi che prima mi facevano paura, e persino a godermi alcuni piaceri senza il peso del senso di colpa.

Oggi, posso dire che ho vinto. Ho trasformato la mia battaglia quotidiana in una vita di consapevolezza e serenità. Non mi sento più definito dalla malattia, e non vivo più nella costante paura dell'errore. Il diabete è ancora parte di me, certo, ma ora sono io a decidere come viverlo.

Se anche tu stai affrontando una sfida come la mia, sappi che non sei solo. C'è una strada, c'è una vittoria possibile. Non arrenderti. Diventa l'eroe della tua storia, combatti per riprenderti il controllo, e scopri come puoi vincere anche tu.

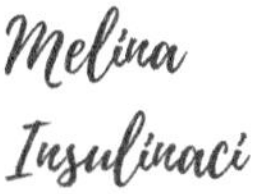
Melina
Insulinaci

Introduzione a "Il Grande Ricettario del Diabete Tipo 1"

La vita con il diabete di tipo 1 è un viaggio continuo, fatto di scelte quotidiane che influenzano non solo la salute, ma anche la qualità della vita. Per molti, il cibo può sembrare un nemico più che un piacere, con ogni pasto che si trasforma in una complessa equazione di carboidrati, insulina e livelli di glucosio nel sangue.

Tuttavia, questo non deve essere il caso. Immagina un mondo in cui puoi goderti piatti deliziosi senza la costante preoccupazione dei picchi glicemici, un mondo in cui il cibo è un alleato nella gestione del tuo diabete, piuttosto che una minaccia. Questo è esattamente ciò che offre Il Grande Ricettario del Diabete Tipo 1.

Al centro di questo ricettario innovativo si trova il concetto del RIMEDIO CARBO CULINARIO (RCC), un approccio che rivoluziona il modo in cui i diabetici di tipo 1 possono avvicinarsi al cibo. Il RCC non è solo un insieme di ricette; è un metodo scientificamente studiato per mantenere stabili i livelli di glicemia, riducendo la necessità di restrizioni dietetiche rigide e offrendo invece una varietà di piatti gustosi e nutrienti.

Ma cosa rende il RCC così speciale? Il segreto sta nell'utilizzo di 27 ingredienti genuini a basso indice glicemico, accuratamente selezionati per il loro effetto positivo sul controllo glicemico. Questi ingredienti, come la farina di mandorle, la stevia, e oli vegetali di alta qualità, sono combinati in modi creativi per creare piatti che soddisfano sia il palato che la necessità di mantenere una glicemia stabile. Ogni ricetta è studiata per offrire il massimo del gusto con il minimo impatto sul glucosio nel sangue, permettendoti di godere di una vasta gamma di sapori e consistenze, senza preoccupazioni.

Immagina di poter gustare una fetta di torta di mele appena sfornata, con la sua crosta dorata e il ripieno succoso, senza doversi preoccupare di un improvviso aumento della glicemia. Oppure pensa a un piatto di spaghetti ai peperoni, pieno di sapore e sostanza, ma con un basso impatto glicemico. Questi non sono solo sogni; sono realtà grazie al Rimedio Carbo Culinaro.

Melina
Insulinaci

NOI SIAMO co-fondatori di Cucina e Nutri specializzati in ricette per la nutrizione ,e con questo libro la nostra missione è portare un contributo che possa aiutare i Diabetici Tipo 1 e migliorare la loro vita alimentare giorno per giorno , e per questo prima di iniziare vogliamo ringraziare Melinda Insunali per aver scritto questo ricettario e aver messo tutta la sua esperienza decenale.

Cosa Comporta e le Sue Cause a Lungo Termine ?

Il diabete di tipo 1 è una malattia autoimmune cronica in cui il sistema immunitario attacca erroneamente le cellule beta del pancreas, che sono responsabili della produzione di insulina. L'insulina è un ormone essenziale che regola i livelli di glucosio nel sangue, facilitando il passaggio dello zucchero dalle nostre arterie alle cellule, dove viene utilizzato come fonte di energia. Senza un'adeguata produzione di insulina, il glucosio si accumula nel sangue, causando iperglicemia, una condizione pericolosa che può portare a numerose complicazioni se non gestita correttamente.

Il diabete di tipo 1, a differenza del diabete di tipo 2, non è causato da fattori legati allo stile di vita o all'alimentazione, ma è piuttosto una condizione autoimmune, spesso diagnosticata durante l'infanzia o l'adolescenza. Le cause esatte del diabete di tipo 1 non sono ancora completamente comprese, ma si ritiene che fattori genetici e ambientali giochino un ruolo cruciale. Una predisposizione genetica combinata con fattori scatenanti esterni, come infezioni virali, può innescare la risposta autoimmune che porta alla distruzione delle cellule beta del pancreas.

A lungo termine, il diabete di tipo 1 può portare a una serie di complicazioni se non viene gestito correttamente. Alcune delle principali complicazioni includono:

- Malattie cardiovascolari: Le persone con diabete di tipo 1 hanno un rischio significativamente aumentato di sviluppare malattie cardiache e ictus. L'iperglicemia cronica può danneggiare i vasi sanguigni e favorire l'accumulo di placca arteriosa, aumentando il rischio di aterosclerosi.

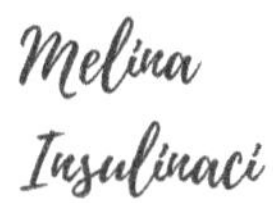

- **Neuropatia diabetica**: Questa condizione si verifica quando alti livelli di zucchero nel sangue danneggiano i nervi, soprattutto nelle estremità come piedi e mani. La neuropatia diabetica può causare dolore, formicolio, intorpidimento e, nei casi più gravi, ulcere e infezioni che possono portare all'amputazione.

- **Nefropatia diabetica**: Il diabete può danneggiare i reni, compromettendo la loro capacità di filtrare i rifiuti dal sangue. La nefropatia diabetica può progredire fino all'insufficienza renale, richiedendo dialisi o trapianto di rene.

-**Retinopatia diabetica**: Il diabete di tipo 1 può causare danni ai vasi sanguigni della retina, la parte dell'occhio responsabile della visione. Questo può portare a problemi di vista e, nei casi più gravi, alla cecità.

-**Problemi ai piedi**: A causa della ridotta circolazione e della neuropatia, i diabetici sono più suscettibili a lesioni ai piedi che possono infettarsi e non guarire correttamente, portando a gravi complicazioni.

-**Gastroparesi**: Questa condizione si verifica quando lo stomaco si svuota troppo lentamente a causa dei danni ai nervi causati dal diabete. Questo può portare a nausea, vomito e problemi con il controllo della glicemia.

La gestione del diabete di tipo 1 richiede una continua attenzione e un approccio proattivo per evitare queste complicazioni a lungo termine. Questo include monitoraggio frequente della glicemia, somministrazione di insulina, e, soprattutto, un'alimentazione equilibrata e consapevole. Mangiare in modo corretto non solo aiuta a mantenere stabili i livelli di glucosio nel sangue, ma può anche ridurre il rischio di complicazioni e migliorare la qualità della vita.

È fondamentale che chi convive con il diabete di tipo 1 comprenda le potenziali complicazioni a lungo termine della malattia e prenda le misure necessarie per prevenirle. Con un'adeguata gestione, è possibile vivere una vita sana e attiva, minimizzando gli impatti negativi del diabete.

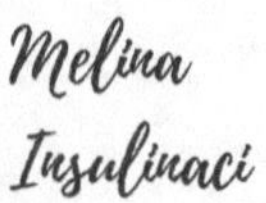

Le Soluzioni Presenti sul Mercato: Sostanze Alimentari e i Loro Vantaggi

Per chi vive con il diabete di tipo 1, la gestione dell'alimentazione è cruciale per mantenere stabili i livelli di glucosio nel sangue. Sul mercato sono disponibili diverse soluzioni alimentari specificamente progettate per aiutare a gestire questa condizione senza sacrificare il gusto. Di seguito, esaminiamo alcune delle principali categorie di sostanze alimentari, insieme ai loro benefici nutrizionali specifici.

1. Farine Alternative

Le farine alternative come quelle di mandorle, cocco e avena sono scelte eccellenti per chi cerca di controllare i livelli di zucchero nel sangue, grazie al loro basso indice glicemico e ai loro benefici nutrizionali.

Farina di mandorle (100 Grammi)	Farina di cocco (100 Grammi	Farina di avena (100 Grammi)
10 g di carboidrati	60 g di carboidrati	66 g di carboidrati
7 g di Fibre	36 g di fibre	10 g di fibre
54 g di grassi	12 g di fibre	5mg di ferro
21 g di proteine	6 g di proteine	12 g di proteine

2. Dolcificanti Naturali

I dolcificanti naturali come la Stevia, l'eritritolo e il xilitolo offrono dolcezza senza aumentare i livelli di zucchero nel sangue, rendendoli ideali per i diabetici.

- Stevia: Non contiene calorie né carboidrati, quindi non influisce sui livelli di glucosio nel sangue. È circa 200-300 volte più dolce dello zucchero, il che significa che ne basta una piccola quantità per addolcire cibi e bevande.
- Eritritolo: Fornisce solo 0,24 calorie per grammo e circa 4 g di carboidrati per 100 g, ma questi carboidrati non vengono metabolizzati come zucchero, quindi non influenzano la glicemia. È circa il 70% dolce quanto lo zucchero ed è ben tollerato dallo stomaco rispetto ad altri alcoli zuccherini.
- Xilitolo: Contiene circa 2,4 calorie per grammo e 60 g di carboidrati per 100 g, ma ha un impatto minimo sulla glicemia. Ha un gusto simile allo zucchero e può essere utilizzato nella stessa quantità nelle ricette, il che lo rende versatile per cucinare e preparare dolci.

3. Alimenti a Basso Indice Glicemico

A. Gli alimenti a basso indice glicemico (IG) sono essenziali per chi ha il diabete, poiché rilasciano glucosio nel sangue più lentamente, evitando picchi glicemici.

B. Legumi: Fagioli, lenticchie e ceci hanno un IG tra 28 e 32. Contengono circa 20-25 g di carboidrati per 100 g, ma grazie all'alto contenuto di fibre (7-8 g per 100 g), il loro impatto sulla glicemia è ridotto. Sono anche ricchi di proteine (7-9 g per 100 g) e forniscono ferro (circa 3 mg per 100 g).

C. Verdure non amidacee: Verdure come broccoli, spinaci e zucchine hanno un IG molto basso, inferiore a 15, e contengono pochi carboidrati (3-5 g per 100 g), con un contenuto calorico trascurabile. Sono ricche di fibre, vitamine (come la vitamina C e K) e minerali, il che le rende ideali per una dieta equilibrata.

D. Cereali integrali: Quinoa, farro e orzo hanno un IG di circa 45-53. Forniscono 60-70 g di carboidrati per 100 g, ma la presenza di fibre (circa 7 g per 100 g) aiuta a moderare l'assorbimento del glucosio. Questi cereali sono anche buone fonti di proteine (10-14 g per 100 g) e minerali come magnesio e zinco.

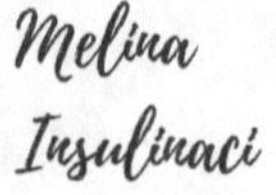

Il mercato offre numerosi prodotti senza zucchero, come biscotti, torte e cioccolato, che utilizzano dolcificanti naturali come la Stevia o l'eritritolo.

- Questi prodotti spesso contengono carboidrati modificati (come la maltodestrina) che hanno un impatto glicemico minore rispetto allo zucchero tradizionale.

Tuttavia, è importante leggere le etichette per assicurarsi che non contengano ingredienti che possono comunque aumentare la glicemia.
Incorporando queste soluzioni alimentari nella dieta quotidiana, le persone con diabete tipo 1 possono godere di una dieta varia e gustosa, senza compromettere il controllo della glicemia.

Perché al Giorno d'Oggi è Fondamentale Avere un'Alimentazione Adeguata per Combattere il Diabete e Cosa Ti Aspetta in Questo Libro!

Al giorno d'oggi, gestire il diabete di tipo 1 attraverso un'alimentazione adeguata non è solo una necessità, ma una componente fondamentale per migliorare la qualità della vita e prevenire complicazioni a lungo termine. Con il diabete di tipo 1, il corpo non produce insulina, il che rende essenziale un monitoraggio costante dei livelli di glucosio nel sangue. Mentre l'insulina somministrata è vitale, il cibo che consumiamo gioca un ruolo cruciale nel determinare come questa insulina viene utilizzata nel corpo e nel mantenere i livelli di glicemia stabili.

Un'alimentazione adeguata significa scegliere cibi che aiutano a mantenere stabili i livelli di zucchero nel sangue, riducendo i picchi glicemici e minimizzando il rischio di ipoglicemia. Questo è particolarmente importante perché fluttuazioni significative nella glicemia possono portare a complicazioni gravi, come malattie cardiovascolari, danni ai reni, problemi di vista e neuropatia. Un controllo rigoroso della dieta può contribuire a evitare queste complicazioni, migliorando al contempo l'energia, l'umore e la salute generale.

L'alimentazione gioca anche un ruolo chiave nella gestione del peso corporeo, un fattore critico per le persone con diabete di tipo 1. Un peso sano aiuta a migliorare la sensibilità all'insulina e a ridurre il carico sulla terapia insulinica. Inoltre, seguire una dieta bilanciata può aiutare a mantenere un profilo lipidico sano, prevenendo l'insorgenza di malattie cardiovascolari, che sono una delle principali cause di complicazioni nei diabetici.

Melina
Insulinaci

Un altro aspetto fondamentale di un'alimentazione adeguata è la sua capacità di supportare la salute mentale e il benessere emotivo. Gestire il diabete può essere stressante, e l'alimentazione può influire notevolmente su come ci si sente quotidianamente. Cibi ricchi di nutrienti essenziali come vitamine, minerali e antiossidanti possono migliorare l'umore, ridurre lo stress e promuovere un benessere generale.

Cosa ti aspetta in questo libro?

Il Grande Ricettario del Diabete Tipo 1 è progettato per essere una guida completa che ti aiuterà a fare scelte alimentari informate e deliziose. Questo libro non è solo una raccolta di ricette, ma un compagno nel tuo percorso di gestione del diabete. Ogni ricetta è stata attentamente studiata per offrire pasti che non solo sono gustosi, ma anche equilibrati dal punto di vista nutrizionale e sicuri per mantenere stabili i livelli di glucosio nel sangue.

Troverai una vasta gamma di ricette che coprono tutti i pasti della giornata: dalle colazioni nutrienti che ti preparano a una giornata attiva, ai pranzi e cene che ti soddisfano senza compromettere il controllo della glicemia, fino a spuntini e dessert che ti permettono di godere del cibo senza preoccupazioni. Inoltre, ogni ricetta è accompagnata da informazioni dettagliate sui valori nutrizionali, in modo che tu possa capire esattamente cosa stai mangiando e come ciò influirà sulla tua salute.

Questo libro ti insegnerà anche come utilizzare al meglio gli ingredienti a basso indice glicemico, le farine alternative e i dolcificanti naturali per creare piatti che non solo aiutano a mantenere stabili i livelli di zucchero nel sangue, ma che sono anche pieni di sapore. Scoprirai nuove tecniche culinarie che renderanno la preparazione dei pasti un'esperienza piacevole e gratificante.

In sintesi, Il Grande Ricettario del Diabete Tipo 1 è molto più di un semplice libro di cucina: è una risorsa fondamentale per chiunque voglia gestire il diabete attraverso un'alimentazione adeguata, godendo allo stesso tempo del piacere del cibo. Questo libro ti aiuterà a trasformare la tua dieta in uno strumento potente per migliorare la tua salute e la tua vita quotidiana.

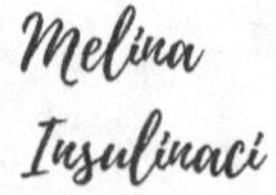

Torta di mele

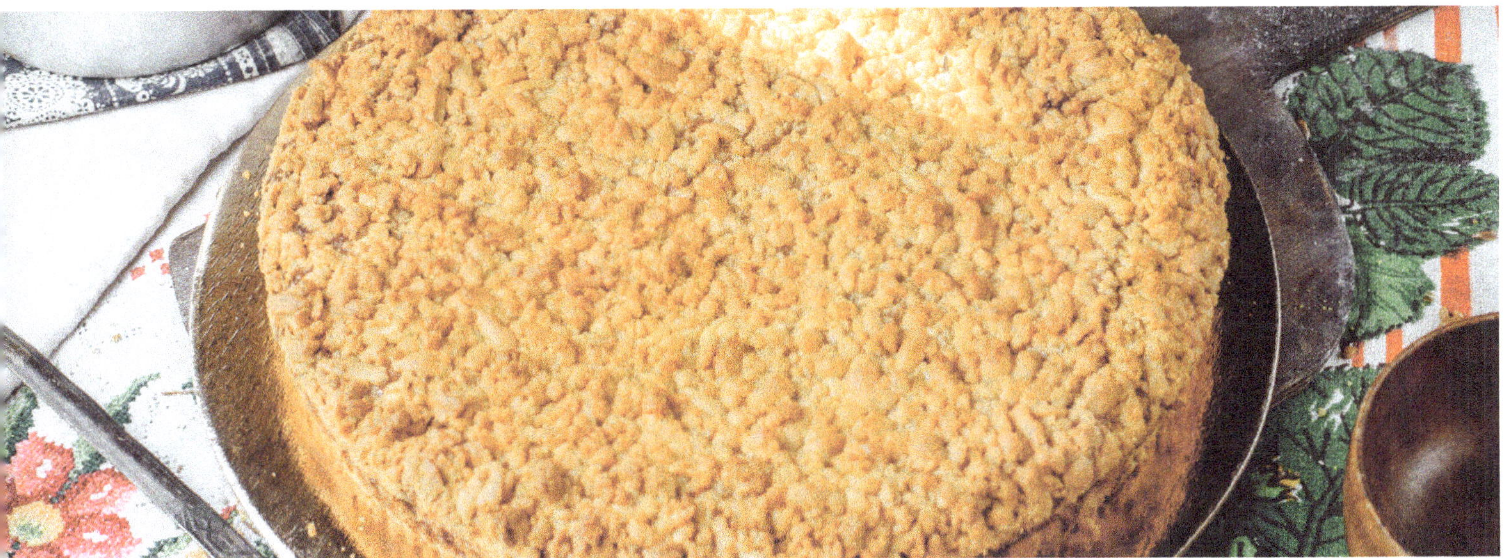

Ingredienti

150 g di farina di mandorle
-100 g di farina integrale
-50 g di Stevia granulata (o un altro dolcificante naturale a basso IG)
-1 cucchiaino di lievito per dolci
-1 cucchiaino di cannella in polvere
-2 uova grandi
-120 ml di olio di cocco (sciolto)
-100 ml di latte di mandorla non zuccherato
-3 mele medie (sbucciate e tagliate a fettine sottili)
-Succo di 1 limone
-1 cucchiaino di estratto di vaniglia

Procedimento

- Sbuccia e taglia le mele a fettine sottili.
- Metti le fettine in una ciotola e irrorale con il succo di limone per evitare che anneriscano.
- In una ciotola capiente, mescola la farina di mandorle, la farina integrale, la Stevia, il lievito e la cannella.
- In un'altra ciotola, sbatti le uova con l'olio di cocco, il latte di mandorla e l'estratto di vaniglia.
- Versa gradualmente il composto liquido (uova sbattute, olio di cocco, latte di mandorla ed estratto di vaniglia) nella ciotola con le farine, la Stevia, il lievito e la cannella.
- Mescola con una spatola o una frusta fino a ottenere un impasto omogeneo e senza grumi.
- Aggiungi metà delle mele precedentemente tagliate e mescola delicatamente con un cucchiaio di legno o una spatola per distribuirle uniformemente nell'impasto.
- Preriscalda il forno a 170°C.
- Versa l'impasto in una tortiera rivestita con carta da forno.
- Disponi le restanti fettine di mela sulla superficie della torta.
- Inforna per 35-40 minuti, facendo la prova stecchino per verificare la cottura.
- Lascia raffreddare prima di servire.
- Puoi spolverare con un pizzico di cannella extra per esaltare il sapore.

Per una Fetta

Calorie: circa 220 kcal

Carboidrati: 15 g (di cui 4 g di fibre)

Proteine: 4 g

Grassi: 16 g (di cui 8 g di grassi monoinsaturi e 4 g di grassi saturi)

Zuccheri: 3 g

Indice Glicemico: Basso

Puncacke al cioccolato

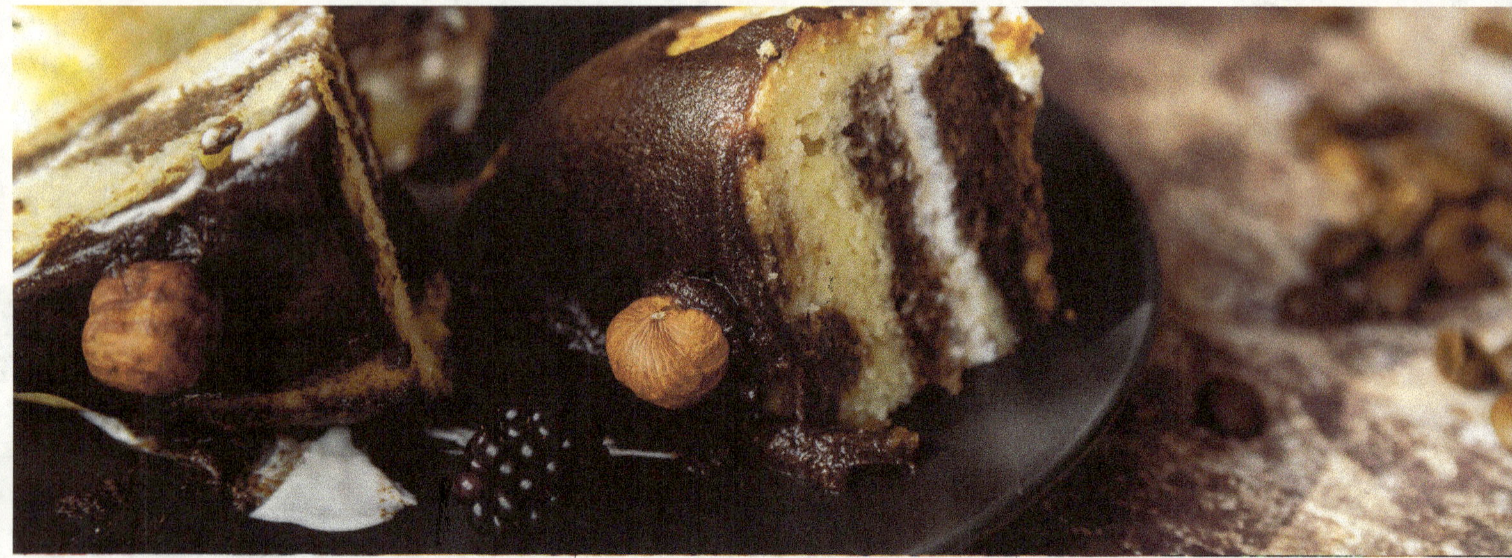

Ingredienti

1150 g di farina di mandorle

-50 g di farina di cocco

-30 g di cacao amaro in polvere (senza zucchero)

-80 g di eritritolo (o altro dolcificante naturale a basso IG)

-3 uova grandi

-100 ml di yogurt greco magro (senza zucchero)

-50 ml di olio di cocco (sciolto)

-1 cucchiaino di estratto di vaniglia

-1 cucchiaino di lievito per dolci

-1 pizzico di sale

-50 g di gocce di cioccolato fondente al 85% (opzionale)

Procedimento

- Preriscalda il forno a 180°C e prepara uno stampo da plumcake rivestendolo con carta da forno o ungendocon olio di cocco.
- In una ciotola grande, unisci le farine (farina di mandorle e farina di cocco), il cacao amaro, il lievito per dolci e il pizzico di sale.
- Mescola bene per distribuire uniformemente gli ingredienti secchi.
- In un'altra ciotola, sbatti le uova con l'eritritolo fino a ottenere un composto leggermente spumoso. Aggiungi lo yogurt greco, l'olio di cocco sciolto e l'estratto di vaniglia, continuando a mescolare fino a ottenere una miscela omogenea.
- Gradualmente, incorpora gli ingredienti secchi nella miscela umida, mescolando delicatamente con una spatola fino a quando tutti gli ingredienti sono ben amalgamati. Se desideri, puoi aggiungere le gocce di cioccolato fondente per un tocco extra di cioccolato.
- Versa l'impasto nello stampo da plumcake preparato, livellando la superficie con una spatola.
- Cuoci in forno preriscaldato per circa 35-40 minuti, o fino a quando uno stuzzicadenti inserito al centro del plumcake ne esce pulito.
- Una volta cotto, lascia raffreddare il plumcake nello stampo per circa 10 minuti, poi trasferiscilo su una gratella per raffreddarlo completamente prima di tagliarlo a fette.

Per una Fetta

Carboidrati: 6 g (di cui 3 g di fibre)

Proteine: 5 g

Grassi: 15 g (di cui 8 g di grassi monoinsaturi e 3 g di grassi saturi)

Zuccheri: 1 g

Indice Glicemico: Basso

Puncacke Fit

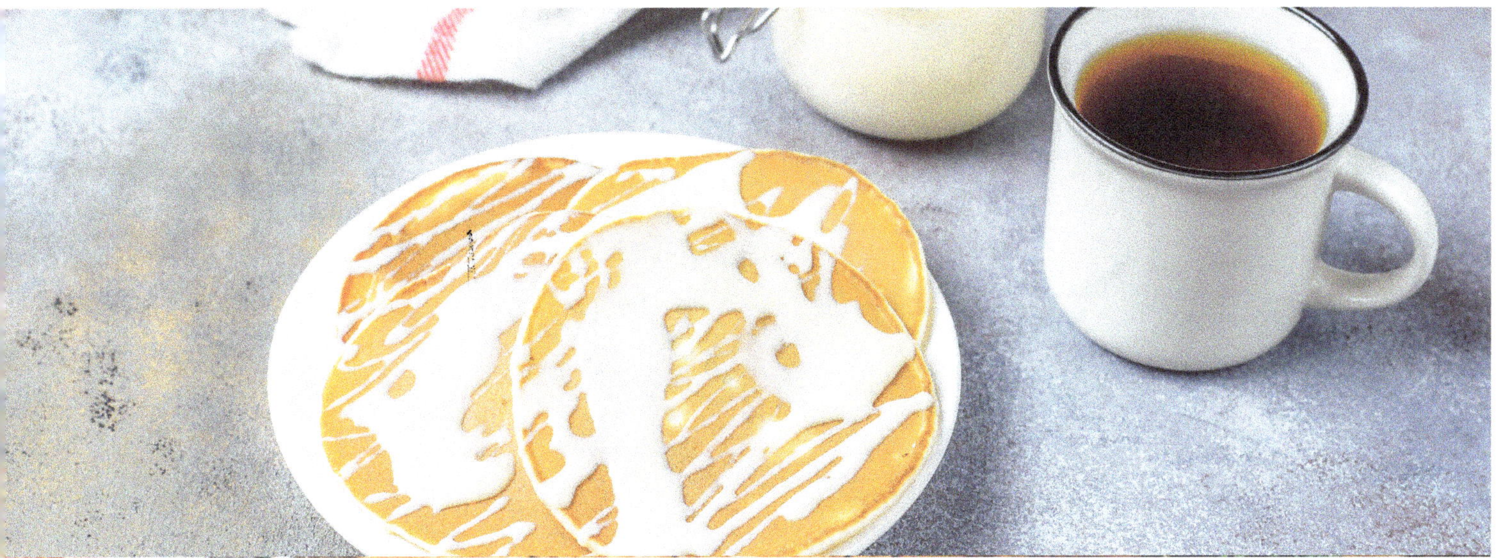

Ingredienti

-100 g di farina di avena

-50 g di farina di mandorle

-1 cucchiaio di Stevia (o dolcificante naturale a basso IG a scelta)

-1 cucchiaino di lievito per dolci

-1 pizzico di sale

-200 ml di latte di mandorla non zuccherato

-2 uova

-1 cucchiaino di estratto di vaniglia

-1 cucchiaio di olio di cocco (per cuocere)

Per un Puncacke

Calorie: ~120 kcal

Proteine: 5 g

Carboidrati: 10 g (di cui 3 g di fibre)

Zuccheri: 1 g

Grassi: 7 g (di cui 3 g monoinsaturi)

Indice Glicemico: Basso

Procedimento

- In una ciotola capiente, setaccia 100 g di farina di avena e 50 g di farina di mandorle per evitare la formazione di grumi.
- Aggiungi 1 cucchiaio di Stevia, 1 cucchiaino di lievito per dolci e 1 pizzico di sale.
- Mescola con una frusta a mano fino a ottenere un composto omogeneo.
- In un'altra ciotola media, rompi 2 uova grandi e sbattile con una frusta fino a renderle spumose.
- Aggiungi 200 ml di latte di mandorla non zuccherato e 1 cucchiaino di estratto di vaniglia.
- Sciogli 1 cucchiaio di olio di cocco (se solido, scaldalo per pochi secondi in microonde o a bagnomaria) e incorporalo nella miscela.
- Mescola fino a ottenere un liquido uniforme.
- Versa gradualmente gli ingredienti secchi nella ciotola con quelli umidi.
- Mescola con una spatola in silicone o un cucchiaio di legno, facendo movimenti circolari dal basso verso l'alto per incorporare aria e mantenere l'impasto soffice.
- Continua fino a ottenere una pastella liscia e leggermente densa.
- Scalda una padella antiaderente a fuoco medio-basso e ungi con poche gocce di olio di cocco.
- Quando la padella è calda, versa un mestolo di impasto per ogni pancake, cercando di formare dei dischi uniformi.
- Cuoci per 2-3 minuti: quando sulla superficie iniziano a comparire piccole bolle, è il momento di girarli.
- Usa una spatola per girare il pancake e cuoci per altri 1-2 minuti fino a doratura.
- Ripeti il procedimento fino a esaurire l'impasto.

Fiocchi D'avena

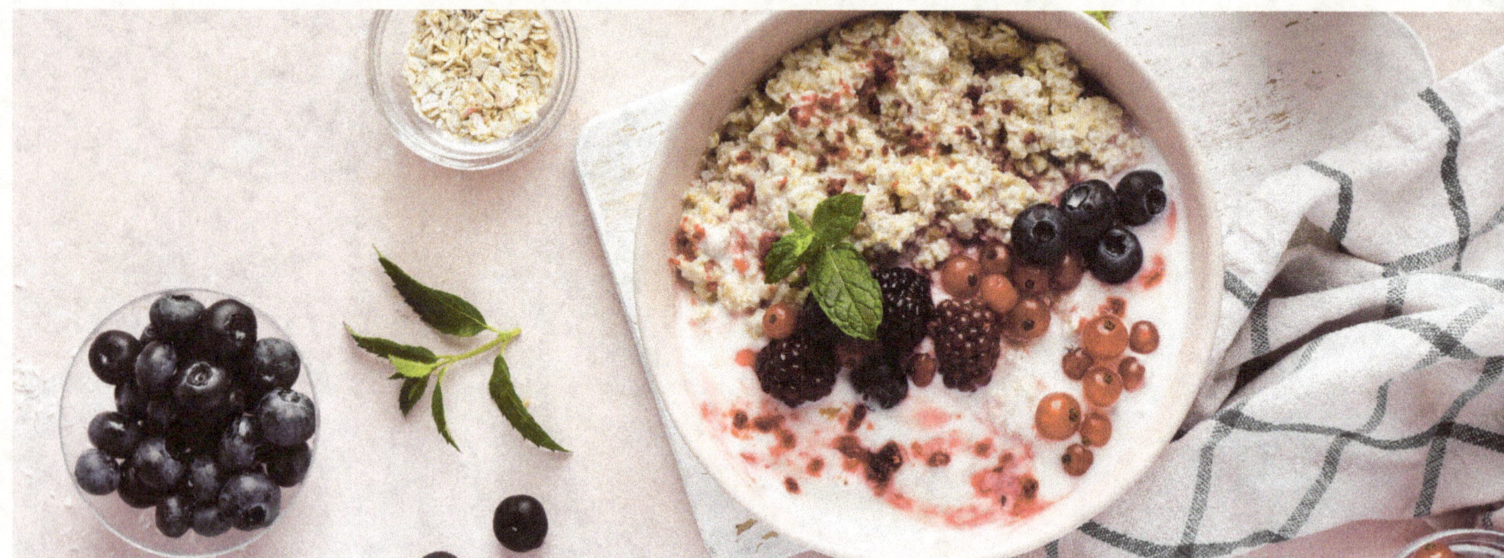

Ingredienti

-50 g di fiocchi d'avena integrali (a cottura lenta)

-250 ml di latte di mandorla non zuccherato (o acqua,

se preferisci una versione meno calorica)

-1 cucchiaio di semi di chia o semi di lino

-1 cucchiaino di Stevia (o altro dolcificante

naturale a basso IG, facoltativo)

-1 cucchiaino di cannella in polvere

-50 g di frutti di bosco freschi (come mirtilli, lamponi

o fragole)

-10 g di noci tritate o mandorle

-1 cucchiaino di burro di mandorle o di

arachidi naturale (facoltativo, per un tocco cremoso)

Per unTazza

Calorie: 250 kcal

Carboidrati: 30 g (di cui 8 g di fibre)

Proteine: 7 g

Grassi: 10 g (di cui 2 g di grassi saturi)

Zuccheri: 5 g

Indice Glicemico: Basso

Procedimento

- Misura 50 g di fiocchi d'avena integrali a cottura lenta e versali in una pentola di medie dimensioni.
- Aggiungi 250 ml di latte di mandorla non zuccherato (o acqua se preferisci una versione più leggera).
- Se vuoi un tocco di dolcezza, aggiungi 1 cucchiaino di Stevia o un altro dolcificante a basso IG.Aggiungi 1 cucchiaio di semi di chia o di semi di lino direttamente nella pentola.
- Mescola bene con un cucchiaio di legno per distribuire i semi uniformemente.
- Accendi il fuoco a fiamma media e porta la miscela lentamente a ebollizione, mescolando costantemente per evitare che l'avena si attacchi al fondo della pentola.
- Una volta raggiunta l'ebollizione, abbassa il fuoco al minimo e lascia cuocere per 10 minuti.
- Mescola frequentemente per evitare la formazione di grumi e assicurarti che il porridge si addensi in modo uniforme.
- Durante la cottura, aggiungi 1 cucchiaino di cannella in polvere, mescolando bene per distribuirla nel composto.
- Dopo 8-10 minuti, il porridge dovrebbe essere denso e cremoso.
- Se preferisci una consistenza più liquida, aggiungi un po' di latte di mandorla extra e mescola fino a raggiungere la densità desiderata.
- Versa il porridge caldo in una ciotola.
- Distribuisci sopra 50 g di frutti di bosco freschi (mirtilli, lamponi o fragole a pezzetti).
- Aggiungi 10 g di noci o mandorle tritate per un tocco croccante.

Porridge di Avena a Basso IG *è particolarmente benefico per chi ha bisogno di gestire i livelli di zucchero nel sangue. L'avena integrale, infatti, ha un basso indice glicemico, circa 55, il che significa che rilascia glucosio nel sangue in modo lento e costante. Questo è fondamentale per evitare picchi glicemici che possono essere pericolosi per i diabetici.*

I semi di chia o di lino *aggiunti al porridge aumentano il contenuto di fibre (che aiuta a rallentare ulteriormente l'assorbimento del glucosio), e forniscono anche acidi grassi omega-3, noti per i loro benefici anti-infiammatori e per la salute cardiovascolare. La cannella è un altro ingrediente chiave, poiché studi suggeriscono che possa aiutare a migliorare la sensibilità all'insulina e a regolare i livelli di zucchero nel sangue.*

I frutti di bosco *scelti per la guarnizione sono a basso indice glicemico e ricchi di antiossidanti, che proteggono le cellule dai danni ossidativi e promuovono la salute generale. Le noci e il burro di mandorle, oltre a dare una consistenza croccante e cremosa, forniscono grassi sani e proteine che contribuiscono a mantenere la sazietà.*

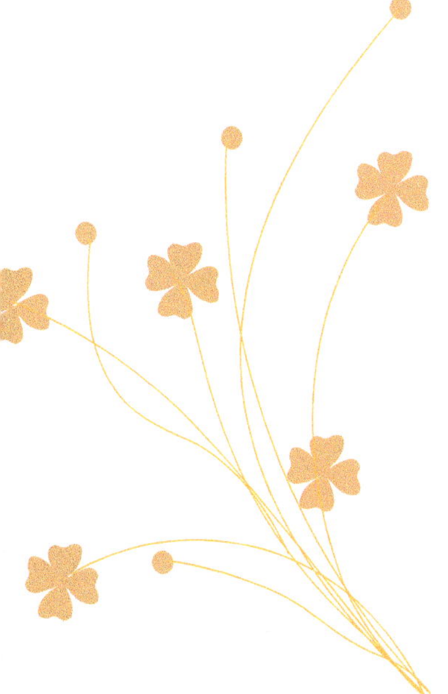

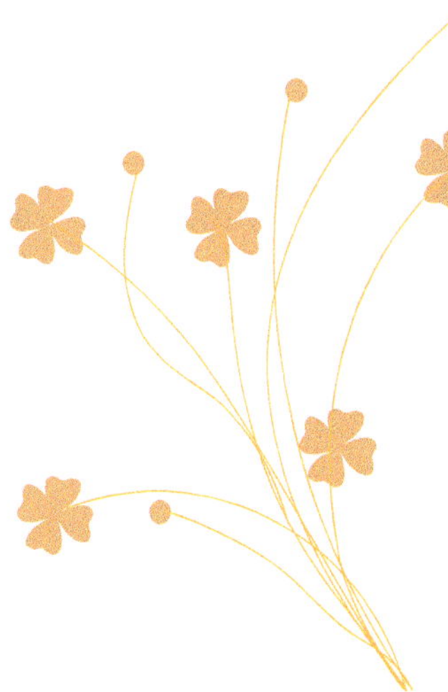

Crostate di mele

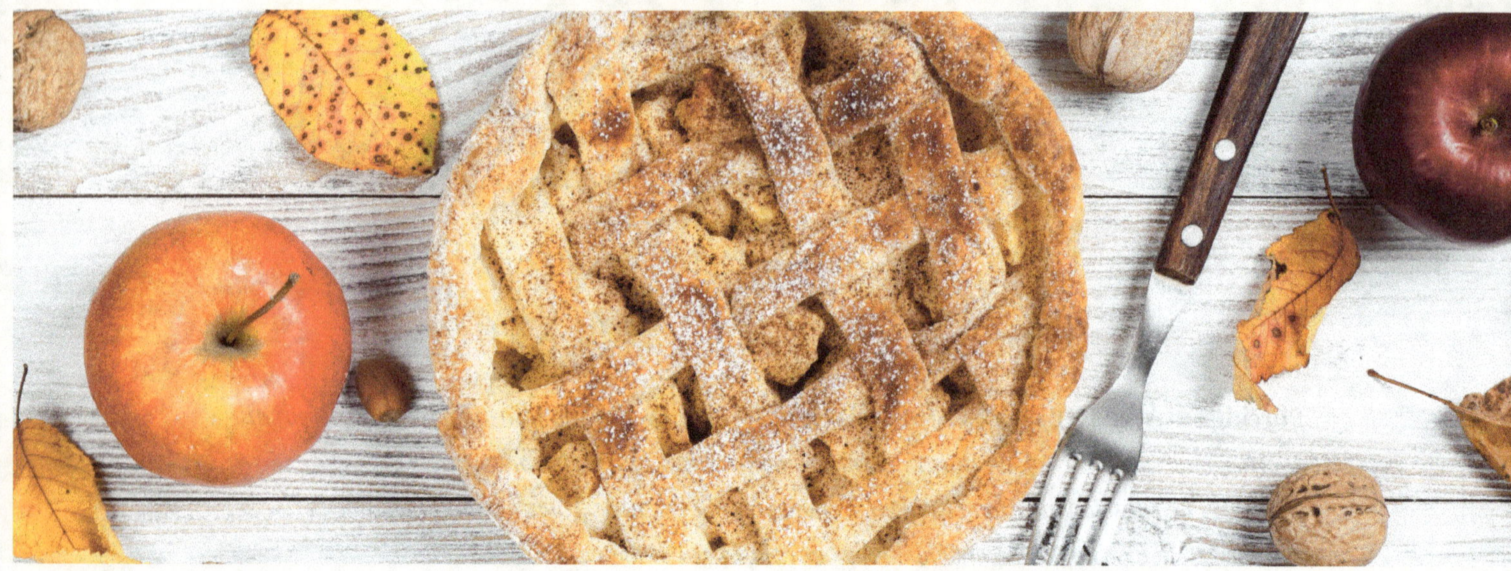

Ingredienti

- 200 g di farina integrale
- 100 g di farina di mandorle
- 100 g di burro di cocco o burro vegetale (freddo, tagliato a cubetti)
- 50 g di Stevia granulata (o altro dolcificante naturale a basso IG)
- 1 uovo
- 1 cucchiaino di estratto di vaniglia
- 1 pizzico di sale
- 4 mele medie (sbucciate e tagliate a fettine sottili)
- Succo di 1 limone
- 1 cucchiaino di cannella in polvere

Per una Fetta

Calorie: 180 kcal

Carboidrati: 30 g (di cui 4 g di fibre)

Proteine: 5 g

Grassi: 9 g (di cui 1.8 g di grassi saturi)

Zuccheri: 5 g

Indice Glicemico: Basso

Procedimento

- In una ciotola, mescola la farina integrale, la farina di mandorle, la Stevia e un pizzico di sale.
- Aggiungi il burro di cocco freddo a cubetti e lavora il composto con le mani o un mixer fino a ottenere una consistenza sabbiosa.
- Unisci l'uovo e l'estratto di vaniglia, impastando fino a formare un panetto omogeneo.
- Se necessario, aggiungi un cucchiaio di acqua fredda per compattarlo meglio.
- Avvolgi l'impasto nella pellicola e lascia riposare in frigorifero per 30 minuti.
- Sbuccia e taglia le mele a fettine sottili.
- Metti le mele in una ciotola, aggiungi il succo di limone e la cannella, mescolando bene.
- Preriscalda il forno a 180°C.
- Stendi l'impasto su un piano infarinato e sistemalo in una tortiera da 24 cm di diametro, premendo bene sui bordi.
- Distribuisci uniformemente le mele sopra la base.
- Inforna per 30-35 minuti, fino a doratura.
- Lascia raffreddare la torta prima di rimuoverla dalla tortiera.
- Servi a temperatura ambiente o leggermente tiepida.

FRULLATI

<u>Tè Verde</u>

Il tè verde è una delle bevande più salutari che si possa scegliere, grazie alle
sue numerose proprietà benefiche per la salute. È ricco di antiossidanti, in
particolare di catechine, che hanno dimostrato di migliorare la sensibilità
all'insulina e aiutare a regolare i livelli di glucosio nel sangue. Inoltre, il tè
verde ha un effetto stimolante grazie al suo contenuto di teina, ma con un
rilascio di energia più graduale rispetto al caffè, riducendo il rischio di
picchi glicemici.

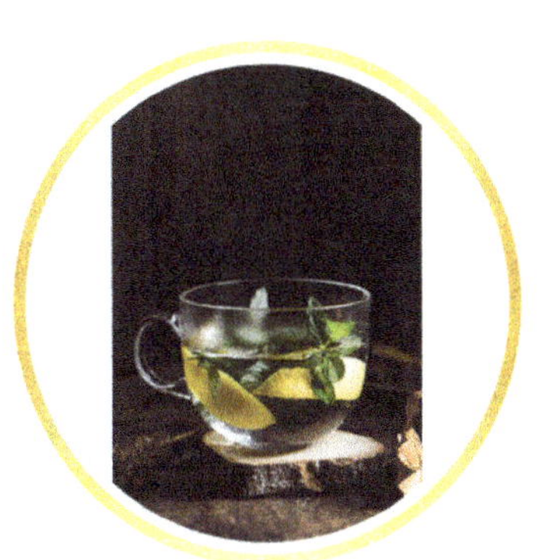

Come preparare il tè verde:

Utilizza acqua appena sotto il punto di ebollizione (circa 80°C) per evitare di
bruciare le foglie di tè, il che può dare un sapore amaro.
Lascia in infusione per 2-3 minuti, poi rimuovi le foglie o la bustina di tè.
Puoi gustarlo caldo o freddo, e se desideri un tocco di dolcezza, aggiungi
una punta di Stevia.

<u>Caffè Senza Zucchero</u>

Il caffè, se consumato senza zucchero e in quantità moderate, può essere una scelta
eccellente per iniziare la giornata. È noto per migliorare l'attenzione e la
concentrazione grazie alla caffeina, ma ha anche proprietà che possono influenzare
positivamente il metabolismo del glucosio. Il caffè contiene antiossidanti come l'acido
clorogenico, che può aiutare a ridurre l'assorbimento del glucosio e migliorare la
sensibilità all'insulina.

Consigli per il caffè:

Preferisci il caffè filtrato o espresso senza aggiunta di zuccheri o dolcificanti artificiali.
Se desideri una versione più ricca, puoi aggiungere un cucchiaio di latte di mandorla
non zuccherato o di latte di cocco, che sono opzioni a basso IG.
Evita le bevande a base di caffè preconfezionate, che spesso contengono zuccheri
aggiunti e additivi.

Frullati a Basso IG

I frullati sono un'ottima opzione per chi desidera una colazione veloce, nutriente e soddisfacente. Tuttavia, è importante scegliere ingredienti a basso indice glicemico per evitare aumenti rapidi dei livelli di zucchero nel sangue. Un frullato bilanciato dovrebbe includere una fonte di proteine, grassi sani e fibre per rallentare l'assorbimento dei carboidrati.

Ricetta per un frullato a basso IG:

Ingredienti:
1 tazza di spinaci freschi
1/2 tazza di frutti di bosco (come mirtilli, lamponi o fragole)
1/2 avocado maturo
1 cucchiaio di semi di chia o di lino
1 tazza di latte di mandorla non zuccherato
1 misurino di proteine in polvere (opzionale, preferibilmente senza zuccheri aggiunti)

Preparazione:

Metti tutti gli ingredienti in un frullatore e frulla fino a ottenere una consistenza liscia e cremosa.
Se il frullato risulta troppo denso, puoi aggiungere un po' di acqua o di latte di mandorla.
Servi subito e goditi una colazione nutriente e bilanciata.

Benefici dei frullati a basso IG:

*I frutti di bosco hanno un basso indice glicemico e sono ricchi di fibre e antiossidanti. L'avocado fornisce grassi sani che aiutano a mantenere la sazietà e stabilizzare i livelli di zucchero nel sangue.
I semi di chia o di lino aggiungono fibre e acidi grassi omega-3, che sono benefici per la salute del cuore.*

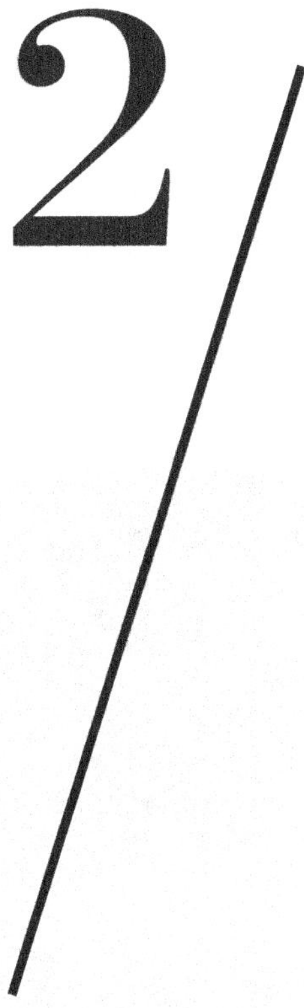

CAPITOLO

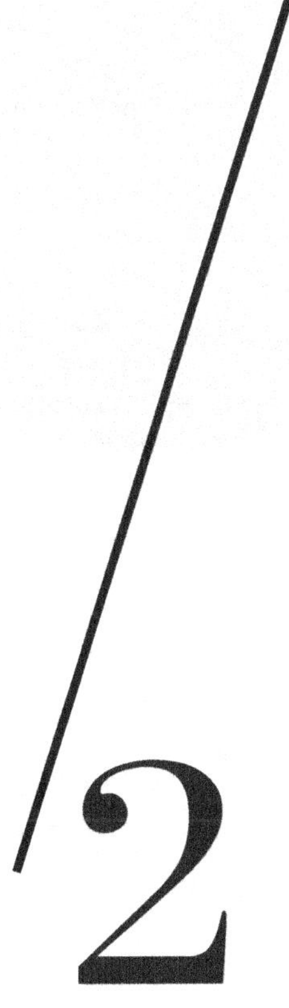

Biscotti alle mandorle

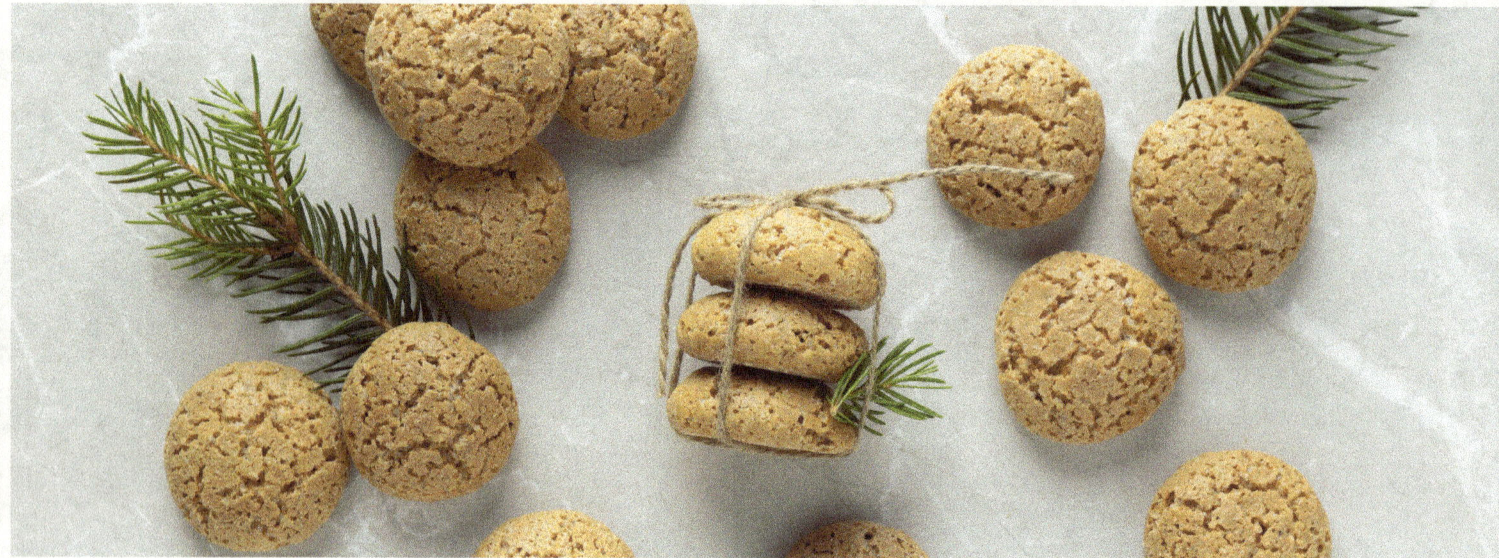

Ingredienti

-200 g di farina integrale

-100 g di farina di mandorle

-100 g di burro di cocco o burro vegetale (freddo, tagliato a cubetti)

-50 g di Stevia granulata (o altro dolcificante naturale a basso IG)

-1 uovo

-1 cucchiaino di estratto di vaniglia

-1 pizzico di sale

-4 mele medie (sbucciate e tagliate a fettine sottili)

-Succo di 1 limone

-1 cucchiaino di cannella in polvere

Per 7 biscotti

Calorie: circa 250 kcal

Carboidrati: 30 g (di cui 8 g di fibre)

Proteine: 7 g -Grassi: 10 g (di cui 2 g di grassi saturi)

Zuccheri: 5 g

Indice Glicemico: Basso

Procedimento

- In una ciotola capiente, setaccia 200 g di farina integrale e 100 g di farina di mandorle per eliminare eventuali grumi.
- Aggiungi 50 g di Stevia granulata e 1 pizzico di sale.
- Mescola con una frusta a mano per distribuire uniformemente gli ingredienti secchi.
- Taglia 100 g di burro di cocco freddo a cubetti e aggiungilo alla ciotola con le farine.
- Usa la punta delle dita o un mixer con lama a impulsi per lavorare il burro insieme agli ingredienti secchi.
- Continua fino a ottenere un composto sbriciolato e sabbioso, senza pezzi di burro evidenti.
- In una ciotola a parte, rompi 1 uovo e sbattilo leggermente con una forchetta.
- Aggiungi 1 cucchiaino di estratto di vaniglia e mescola bene.
- Versa il composto di uovo e vaniglia nella ciotola con gli ingredienti secchi.
- Impasta rapidamente con le mani fino a ottenere un panetto omogeneo e compatto.
- Se l'impasto risulta troppo secco e si sbriciola, aggiungi 1 cucchiaio di acqua fredda per aiutarlo a legarsi.
- Forma una palla con l'impasto, avvolgila nella pellicola trasparente e lasciala riposare in frigorifero per 30 minuti.
- Preriscalda il forno a 180°C in modalità statica.
- Rivesti una teglia con carta da forno.
- Su un piano leggermente infarinato, stendi l'impasto con un mattarello fino a uno spessore di circa 5 mm.
- Usa uno stampino o un bicchiere per tagliare i biscotti nella forma desiderata.
- Disponili sulla teglia, lasciando 2 cm di spazio tra un biscotto e l'altro. Cuoci a 180°C per 12-15 minuti, finché i bordi sono dorati

Biscotti al cioccolatto

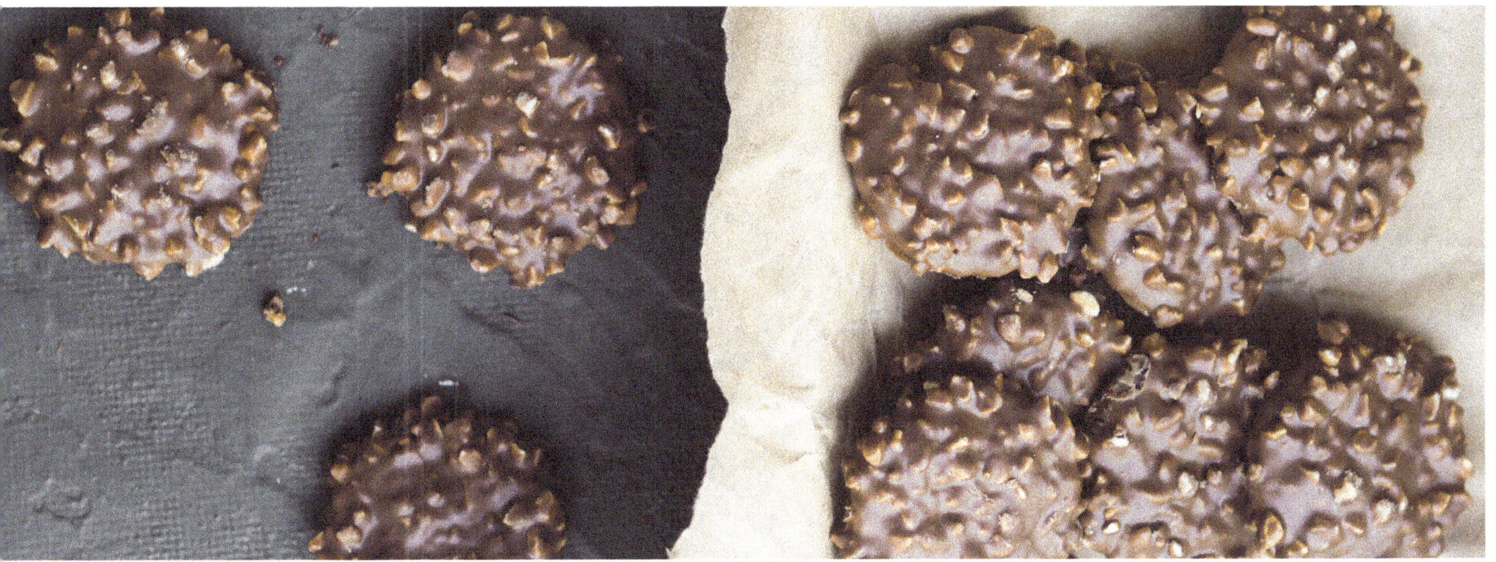

Ingredienti

- 150 g di farina di avena
- 50 g di farina integrale
- 1 cucchiaino di lievito per dolci
- 1 pizzico di sale
- 50 g di Stevia granulata
- 1 uovo
- 50 ml di olio di cocco sciolto
- 50 g di cioccolato fondente al 85% (tagliato a pezzetti)
- 1 cucchiaino di estratto di vaniglia

Procedimento

- Preriscalda il forno a 180°C e rivesti una teglia con carta da forno.
- In una ciotola, mescola farina di avena, farina integrale, lievito, sale e Stevia.
- In un'altra ciotola, sbatti l'uovo con olio di cocco sciolto ed estratto di vaniglia fino a ottenere un composto omogeneo.
- Versa gli ingredienti secchi nei liquidi e mescola fino a formare un impasto compatto.
- Se risulta troppo secco, aggiungi 1 cucchiaio di acqua o latte di mandorla.
- Incorpora il cioccolato fondente tritato e mescola bene.
- Forma palline di impasto, appiattiscile leggermente e disponile sulla teglia.
- Cuoci a 180°C per 12-15 minuti, fino a doratura.
- Lascia raffreddare sulla teglia per 5 minuti, poi trasferisci su una gratella.

Per 5 biscotti

Calorie: circa 100 kcal
Carboidrati: 12 g (di cui 3 g di fibre)
Proteine: 2 g
Grassi: 6 g (di cui 3 g di grassi saturi)
Zuccheri: 1 g
Indice Glicemico: Basso

Tortilia di mais

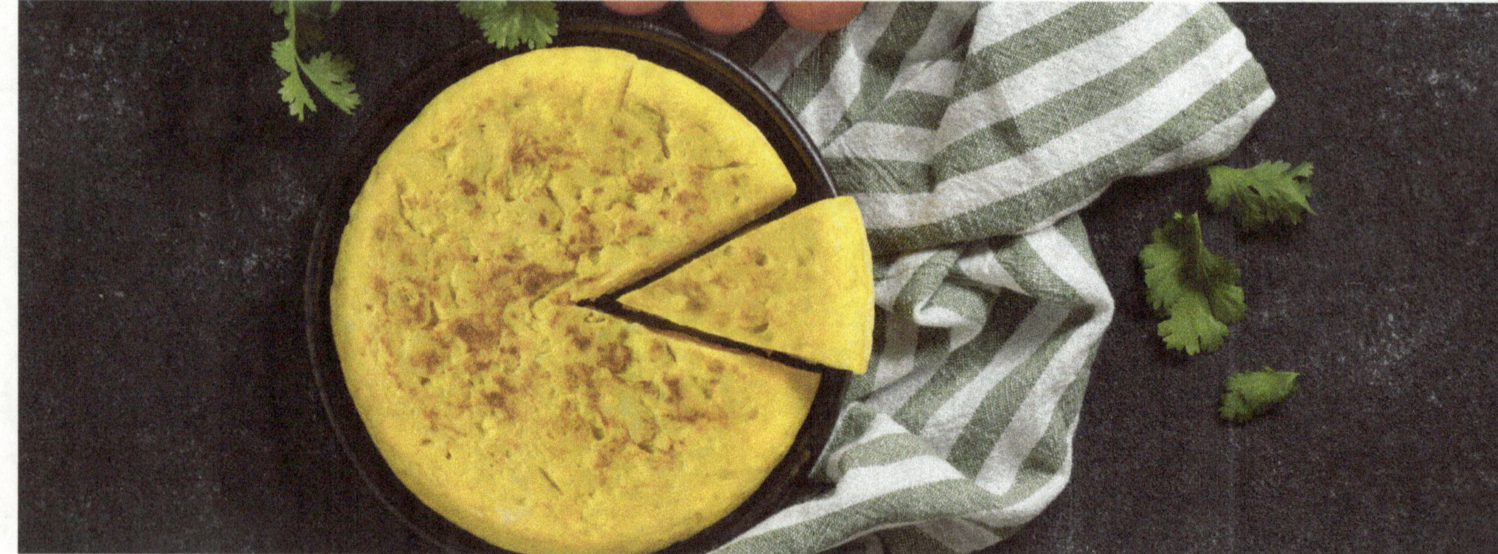

Ingredienti

-**Tortilia**:

-100 g di farina di mais (preferibilmente integrale)

-50 g di farina di mandorle

-1 cucchiaino di sale

-150 ml di acqua tiepida

-1 cucchiaio di olio di oliva extravergine

Per il ripieno:

-1 avocado maturo

-100 g di hummus (preferibilmente fatto in casa
o senza zuccheri aggiunti)

-50 g di pomodorini (tagliati a metà)

-1/4 di cipolla rossa (affettata finemente)

-Succo di mezzo limone e Sale e pepe q.b.

-1 cucchiaino di olio d'oliva extravergine

-Prezzemolo fresco tritato (facoltativo, per guarnire)

Per una singola tortilla

Calorie: circa 250 kcal

Carboidrati: 25 g (di cui 8 g di fibre)

Proteine: 6 g

Grassi: 15 g (di cui 10 g di grassi monoinsaturi)

Zuccheri: 2 g

Indice Glicemico: Moderato-Basso

Procedimento

- In una ciotola, mescola 100 g di farina di mais integrale, 50 g di farina di mandorle e 1 cucchiaino di sale.
- Versa 150 ml di acqua tiepida e 1 cucchiaio di olio extravergine di oliva, mescolando con un cucchiaio.
- Impasta con le mani fino a ottenere un composto morbido ma non appiccicoso.
- Se necessario, aggiungi un po' di farina o acqua per regolare la consistenza.
- Dividi l'impasto in palline da circa 30 g ciascuna.
- Stendi ogni pallina su una superficie leggermente infarinata, formando dischi di circa 15 cm di diametro.
- Riscalda una padella antiaderente a fuoco medio-alto.
- Cuoci ogni tortilla per 1-2 minuti per lato, fino a quando compaiono macchie dorate sulla superficie.
- Tieni le tortillas coperte con un panno pulito per mantenerle morbide mentre prepari il ripieno.
- Taglia 1 avocado maturo a metà, rimuovi il nocciolo e preleva la polpa con un cucchiaio.
- Schiaccia la polpa in una ciotola con una forchetta fino a ottenere una crema liscia.
- Aggiungi succo di mezzo limone, un pizzico di sale e pepe, e mescola bene.
- Spalma uno strato generoso di hummus su ogni tortilla.
- Distribuisci sopra la crema di avocado in modo uniforme.
- Aggiungi 50 g di pomodorini tagliati a metà e ¼ di cipolla rossa affettata finemente.
- Condisci con 1 cucchiaio di olio extravergine d'oliva e, se desideri, guarnisci con prezzemolo fresco tritato.

Benefici Nutrizionali e Impatto Glicemico: Questa Tortilla di Mais con Avocado e Hummus è una combinazione perfetta di carboidrati complessi, grassi sani e fibre, tutti elementi cruciali per mantenere stabili i livelli di zucchero nel sangue.

Farina di Mais: La farina di mais integrale ha un indice glicemico moderato, ma quando combinata con la farina di mandorle, che è ricca di grassi e proteine, l'assorbimento dei carboidrati è rallentato, aiutando a prevenire picchi glicemici.

Avocado: Ricco di grassi monoinsaturi, l'avocado contribuisce a migliorare la sensibilità all'insulina e fornisce una buona quantità di fibre (circa 7 g per 100 g), che aiutano a mantenere la sazietà e a stabilizzare la glicemia.

Hummus: Fatto principalmente con ceci, l'hummus è una fonte eccellente di proteine vegetali e fibre, entrambi cruciali per il controllo della glicemia. I ceci hanno un indice glicemico basso, il che li rende ideali per chi deve monitorare i livelli di zucchero nel sangue.

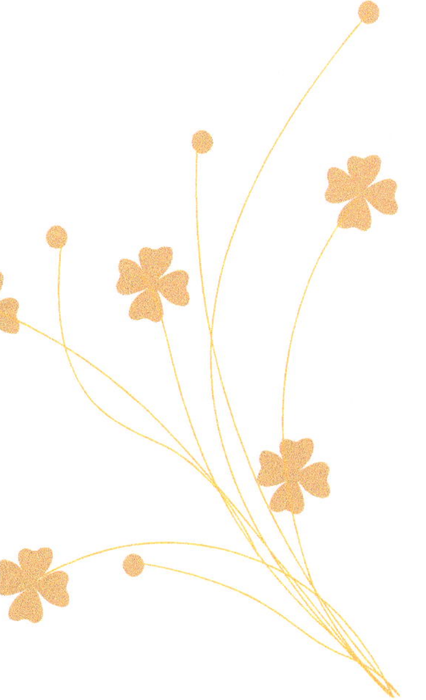

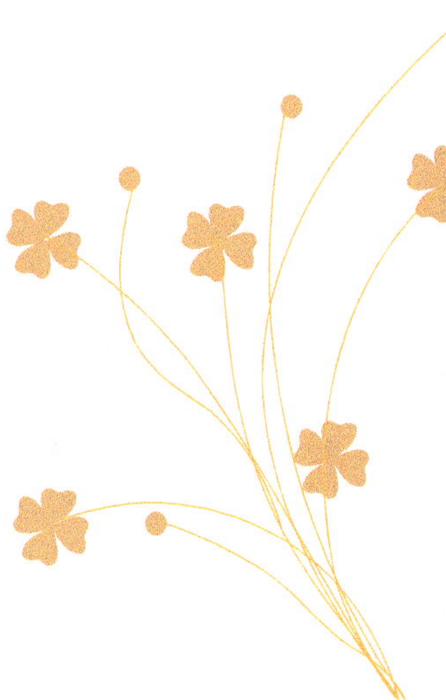

Barrette di Avena e Noci

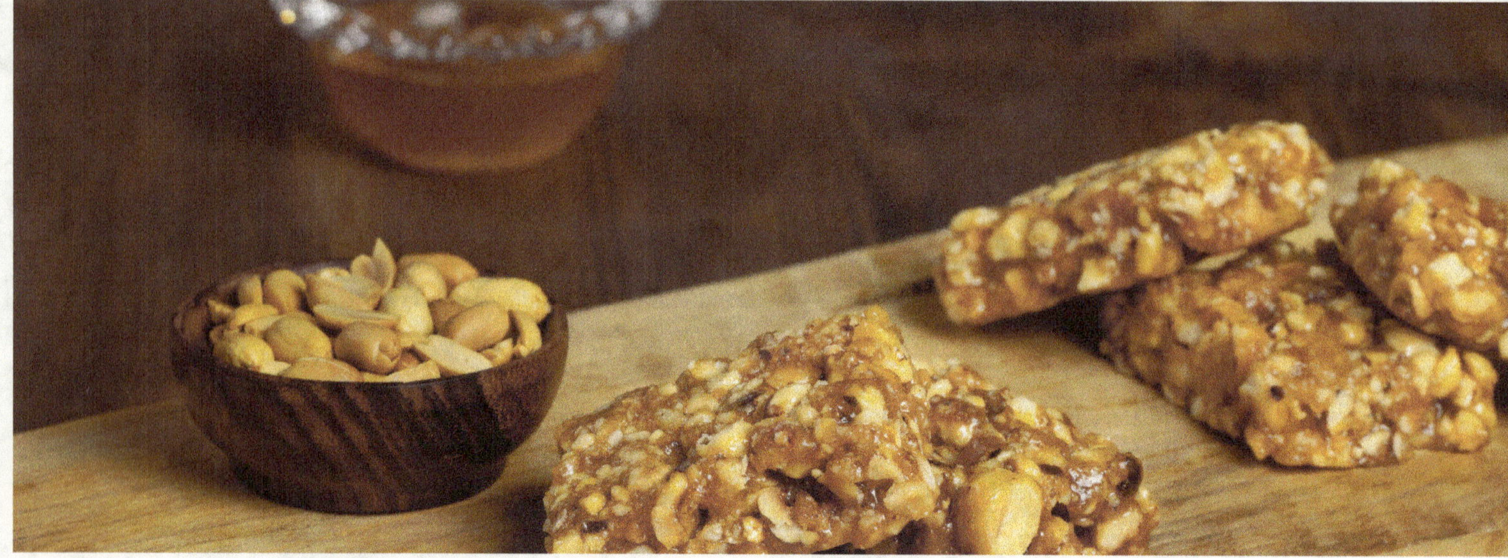

Ingredienti

- 150 g di fiocchi d'avena (preferibilmente integrali)
- 50 g di noci tritate grossolanamente
- 30 g di semi di chia o semi di lino
- 50 g di mandorle tritate
- 50 g di burro di arachidi naturale (senza zuccheri aggiunti)
- 50 g di miele (puoi sostituirlo con Stevia o un dolcificante naturale a basso IG per una versione a più basso impatto glicemico)
- 50 g di uvetta o mirtilli secchi (opzionale, puoi ometterli per ridurre i carboidrati)
- 1 cucchiaino di cannella in polvere
- 1 cucchiaino di estratto di vaniglia
- 50 ml di latte di mandorla non zuccherato
- 1 pizzico di sale

Per una baretta

Calorie: circa 180 kcal

Carboidrati: 20 g (di cui 5 g di fibre)

Proteine: 6 g

Grassi: 9 g (di cui 3 g di grassi saturi)

Zuccheri: 5 g (varia in base al dolcificante utilizzato)

Indice Glicemico: Basso

Procedimento

- Preriscalda il forno a 180°C in modalità statica.
- Rivesti una teglia rettangolare da circa 20x20 cm con carta da forno, lasciando i bordi leggermente alti per facilitare la rimozione.
- In una ciotola capiente, unisci 150 g di fiocchi d'avena integrali, 50 g di noci tritate, 30 g di semi di chia o di lino, 50 g di mandorle tritate e 1 cucchiaino di cannella in polvere.
- Mescola bene con un cucchiaio per distribuire uniformemente tutti gli ingredienti.
- In un pentolino a fuoco basso, scalda 50 g di burro di arachidi naturale, 50 g di miele (o dolcificante a basso IG), 1 cucchiaino di estratto di vaniglia e un pizzico di sale.
- Mescola continuamente fino a quando il burro di arachidi si scioglie completamente e il composto diventa omogeneo.
- Versa il composto di burro di arachidi e miele sopra gli ingredienti secchi.
- Aggiungi 50 ml di latte di mandorla non zuccherato e mescola con un cucchiaio o una spatola fino a ottenere un impasto compatto e appiccicoso.
- Se stai usando l'uvetta o i mirtilli secchi (50 g, opzionale), incorporali in questo passaggio.
- Trasferisci l'impasto nella teglia preparata e livellalo con il dorso di un cucchiaio o con le mani, premendo bene per compattarlo.
- Inforna a 180°C per 20-25 minuti, fino a quando la superficie diventa dorata e compatta al tatto.
- Una volta cotte, togli la teglia dal forno e lascia raffreddare completamente a temperatura ambiente per almeno 30 minuti, in modo che le barrette si solidifichino.
- Quando sono completamente fredde, trasferiscile su un tagliere e tagliale in barrette della dimensione desiderata.

La curiosità

Benefici Nutrizionali e Impatto Glicemico: Queste Barrette di Avena e Noci sono particolarmente adatte per chi deve gestire il diabete, grazie ai loro ingredienti a basso indice glicemico e al contenuto nutrizionale equilibrato.

Avena: L'avena è una fonte eccellente di carboidrati complessi e fibre, in particolare beta-glucani, che aiutano a mantenere stabili i livelli di zucchero nel sangue rallentando l'assorbimento del glucosio.

Noci e Mandorle: Ricche di grassi sani, proteine e fibre, le noci e le mandorle forniscono energia duratura e aiutano a mantenere la sazietà. Inoltre, contengono antiossidanti e acidi grassi omega-3, che supportano la salute cardiovascolare.

Semi di Chia o di Lino: Questi semi aggiungono fibre e omega-3, contribuendo a ridurre l'infiammazione e migliorare la salute metabolica.

Burro di Arachidi: Fornisce grassi sani e proteine, rendendo queste barrette più saziante e riducendo l'indice glicemico complessivo.

Dolcificanti Naturali: L'uso di miele naturale o dolcificanti a basso IG come la Stevia consente di aggiungere dolcezza senza causare picchi glicemici significativi.

Gelato alla frutta

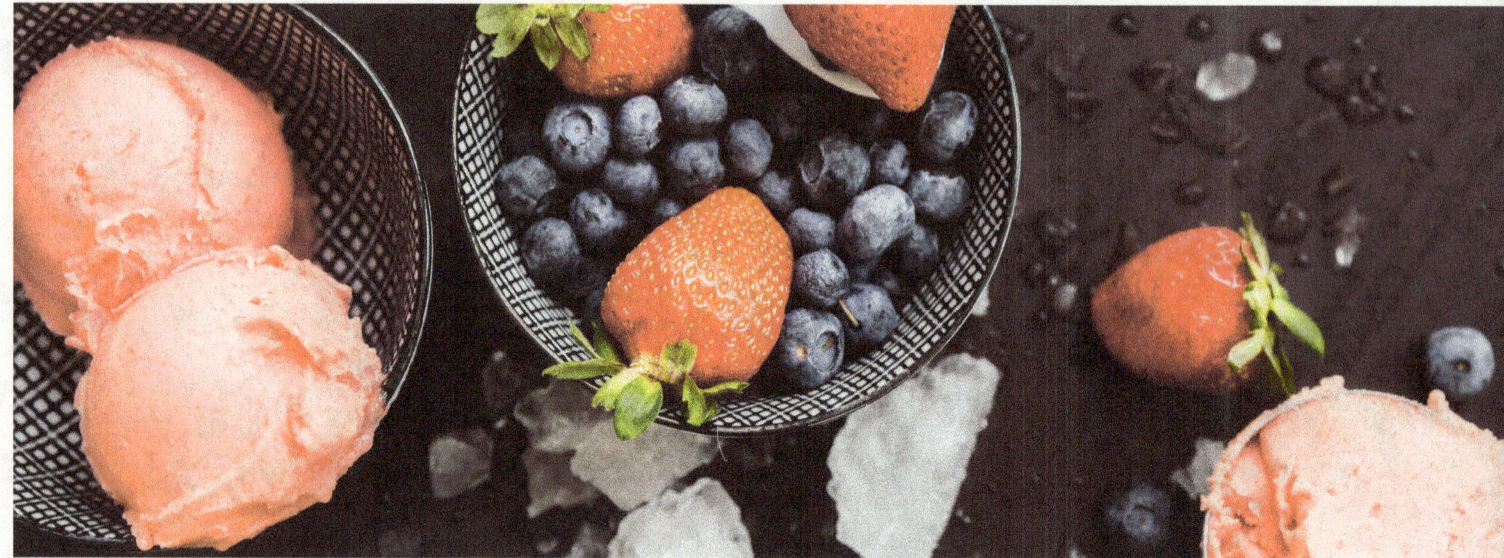

Ingredienti

-12 banane mature (precedentemente congelate)

-150 g di frutti di bosco misti (mirtilli, lamponi, fragole, congelati)

-100 ml di latte di mandorla non zuccherato (o altro latte vegetale)

-1 cucchiaino di estratto di vaniglia

-1-2 cucchiai di Stevia o altro dolcificante naturale a basso IG (opzionale, in base alla dolcezza desiderata)

Per la Salsa ai Frutti di Bosco:

-100 g di frutti di bosco misti freschi o congelati

-1 cucchiaio di succo di limone

-1 cucchiaio di acqua

-1 cucchiaio di Stevia (opzionale)

Per un bicchere di gelato

Calorie: circa 100 kcal

Carboidrati: 20 g (di cui 4 g di fibre)

Proteine: 1 g

Grassi: 1 g

Zuccheri: 10 g (naturali dalla frutta)

Indice Glicemico: Basso-Me

Procedimento

- Assicurati che 12 banane mature e 150 g di frutti di bosco misti siano congelati in anticipo per ottenere una consistenza cremosa
- In un frullatore potente, aggiungi: Le banane congelate,I frutti di bosco congelati,100 ml di latte di mandorla non zuccherato,1 cucchiaino di estratto di vaniglia
- Frulla fino a ottenere una crema liscia e densa. Se necessario, fermati per raschiare i lati del frullatore.
- Se preferisci un sapore più dolce, aggiungi 1-2 cucchiai di Stevia e frulla nuovamente fino a incorporarla.
- .Servi subito per una consistenza morbida.
- Per un gelato più solido, trasferisci in un contenitore ermetico e congela per 1-2 ore.
- In un pentolino, unisci:
1. 100 g di frutti di bosco freschi o congelati
2. 1 cucchiaio di succo di limone
3. 1 cucchiaio di acqua
4. 1 cucchiaio di Stevia (opzionale)
5. Cuoci a fuoco medio-basso per 5-7 minuti, mescolando, finché la frutta rilascia i suoi succhi e la salsa si addensa.
6. Lascia intiepidire prima di versarla sul gelato.
- Distribuisci il gelato nelle coppette e guarnisci con la salsa ai frutti di bosco.

Sorbetto al limono invernale

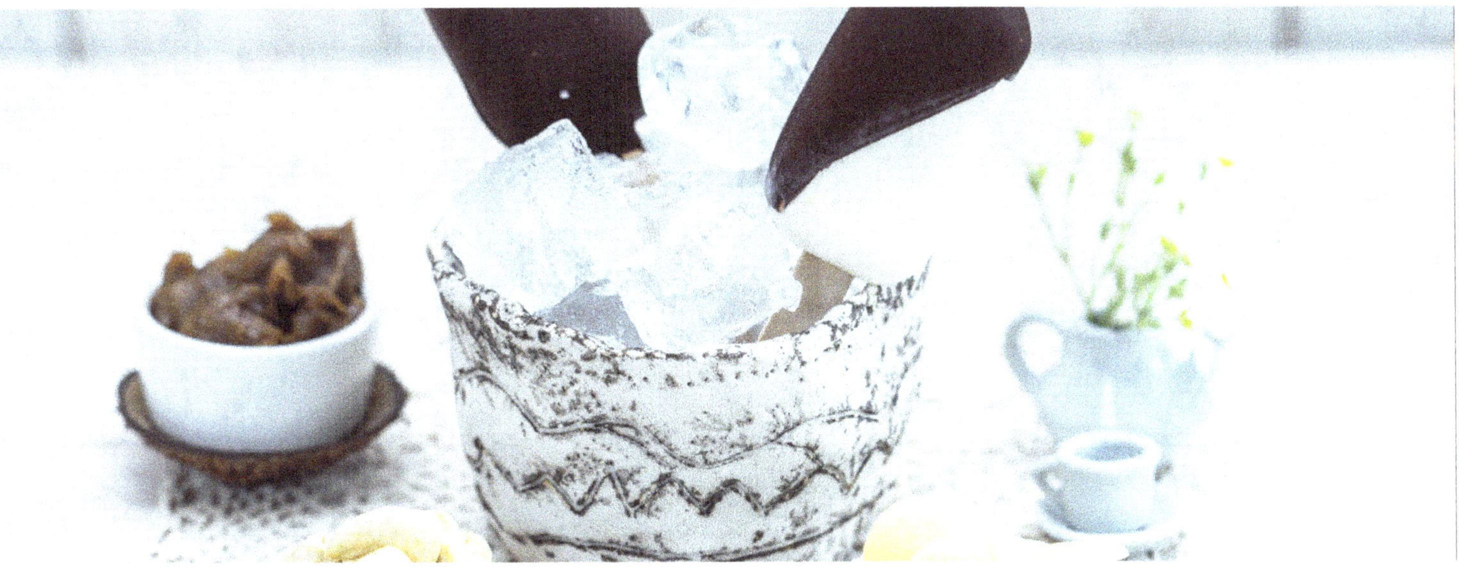

Ingredienti

-300 ml di succo d'arancia fresco (circa 4-5
arance)

-1 cucchiaino di scorza d'arancia grattugiata

-1-2 cucchiai di Stevia o eritritolo (dolcificante
naturale a basso IG)

-100 ml di acqua

-1 cucchiaio di succo di limone

Procedimento

- Spremi 4-5 arance fino a ottenere 300 ml di succo d'arancia fresco e filtralo per eliminare eventuali residui.
- Aggiungi 1 cucchiaio di succo di limone e 1 cucchiaino di scorza d'arancia grattugiata.
- Mescola bene in una ciotola.
- Unisci 1-2 cucchiai di Stevia o eritritolo e mescola fino a completo scioglimento.
- Aggiungi 100 ml di acqua e mescola nuovamente per amalgamare tutti gli ingredienti.
- Versa il composto in un contenitore adatto al congelatore.
- Congela per almeno 2-3 ore, mescolando ogni 30 minuti con una forchetta per rompere i cristalli di ghiaccio e ottenere una consistenza cremosa.
- Una volta pronto, servi immediatamente o conserva in congelatore fino al momento di servire.

Per un bicchere di sorbetto

Calorie: circa 100 kcal

Carboidrati: 20 g (di cui 4 g di fibre)

Proteine: 1 g

Grassi: 1 g

Zuccheri: 10 g (naturali dalla frutta)

Indice Glicemico: Basso-Me

Crema Parmentier

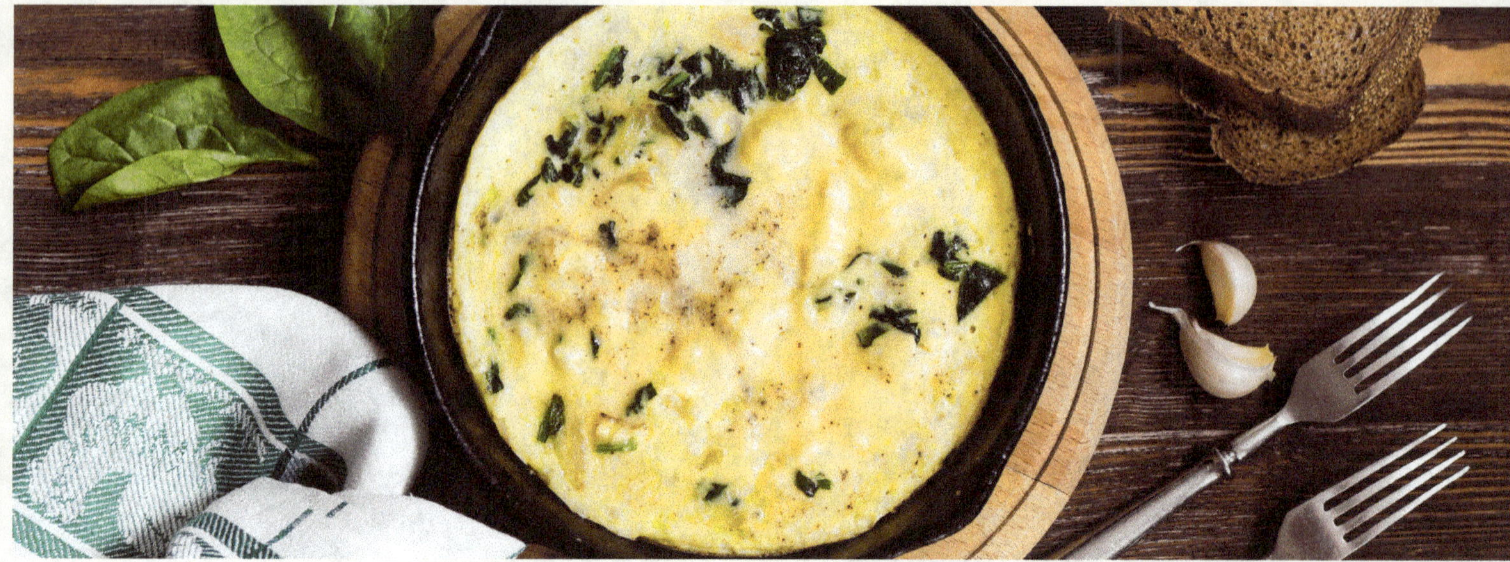

Ingredienti

-200 g di patate dolci (a basso IG rispetto alle patate bianche)

-100 ml di brodo vegetale a basso contenuto di sodio

-50 ml di latte di mandorla non zuccherato

-1 cucchiaino di olio extravergine di oliva

Sale e pepe q.b.

Erba cipollina tritata (per guarnire

Instructions:

- Sbuccia e taglia a cubetti 200 g di patate dolci.
- Porta a ebollizione 100 ml di brodo vegetale a basso sodio in una pentola.
- Aggiungi le patate dolci e cuoci a fuoco medio per circa 15 minuti, finché diventano morbide.
- Scola le patate dolci, conservando parte del brodo di cottura.
- Trasferisci le patate in un frullatore o mixer.
- Aggiungi 50 ml di latte di mandorla non zuccherato e un po' del brodo di cottura.
- Frulla fino a ottenere una crema liscia e omogenea, aggiungendo altro brodo se necessario per regolare la consistenza.
- Versa la crema in una ciotola e aggiungi 1 cucchiaino di olio extravergine di oliva.
- Condisci con sale e pepe q.b..
- Servi la crema calda, guarnita con erba cipollina tritata.

Per una singolo piatto di crema

Calorie: circa 100 kcal

Carboidrati: 15 g (di cui 4 g di fibre)

Proteine: 2 g

Grassi: 4 g (di cui 0,5 g di grassi saturi)

Indice Glicemico: Basso

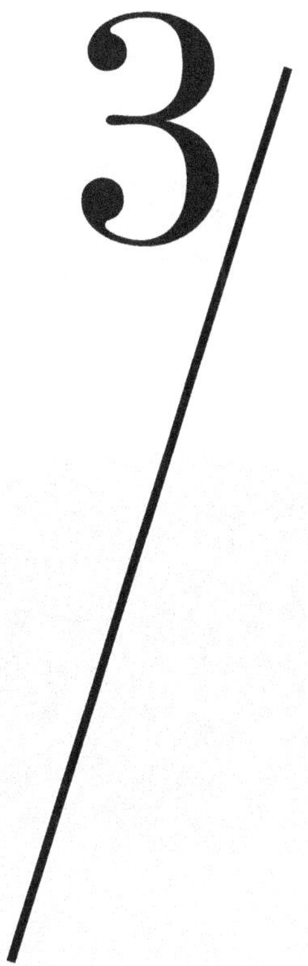

CAPITOLO

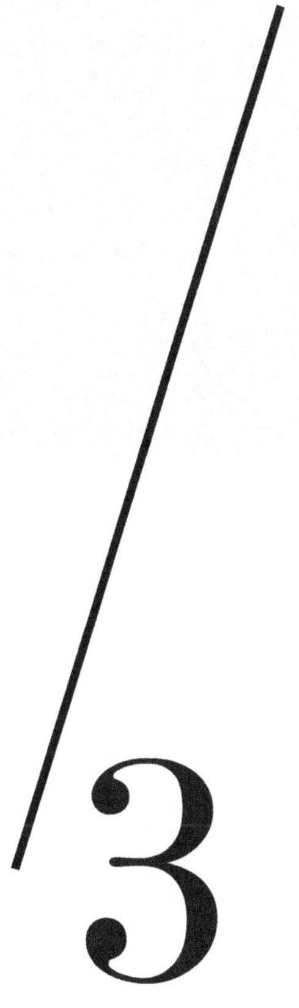

Spaghetti ai peperoni

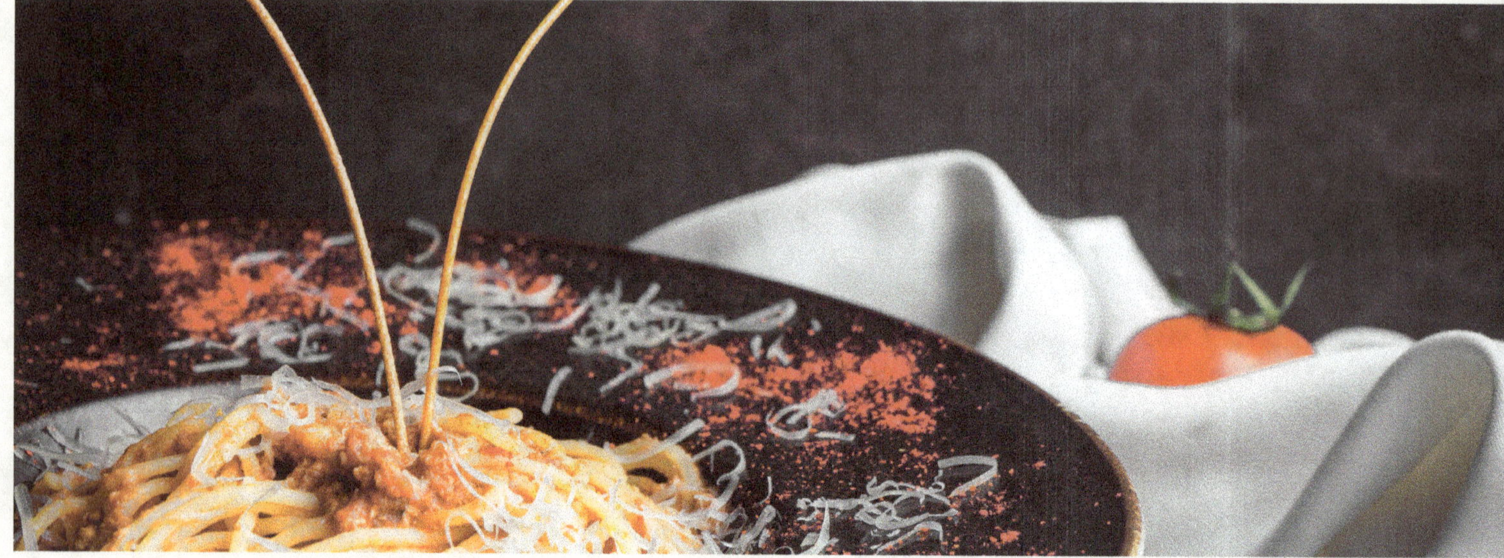

Ingredienti

-150 g di spaghetti integrali (a basso IG -rispetto agli spaghetti tradizionali)

-2 peperoni medi (uno rosso e uno giallo, tagliati a strisce sottili)

-1 cipolla rossa piccola (affettata finemente)

-2 spicchi d'aglio (tritati)

-2 cucchiai di olio extravergine di oliva

-1 cucchiaio di capperi dissalati (opzionale)

-Sale e pepe q.b.

-Foglie di basilico fresco (per guarnire)

Procedimento

- In una padella grande, scalda l'olio extravergine di oliva a fuoco medio e aggiungi l'aglio e la cipolla. Soffriggi fino a quando la cipolla diventa traslucida, circa 3-4 minuti.
- Aggiungi i peperoni tagliati a strisce e cuoci a fuoco medio-basso per circa 10-12 minuti, fino a quando i peperoni sono teneri. Aggiungi i capperi se desideri un sapore extra.
- Regola di sale e pepe a piacere.
- Nel frattempo, cuoci gli spaghetti integrali in abbondante acqua salata seguendo le istruzioni sulla confezione, fino a raggiungere una consistenza al dente.
- Scola gli spaghetti e trasferiscili nella padella con i peperoni.
- Mescola bene per amalgamare i sapori e servi caldo, guarnito con foglie di basilico fresco.

Per un piatto di 150 g

Calorie: circa 320 kcal

Carboidrati: 60 g (di cui 8 g di fibre)

Proteine: 8 g

Grassi: 10 g (di cui 1,5 g di grassi saturi)

Indice Glicemico: Basso

Gnocchetti alle melanzane Ragusane

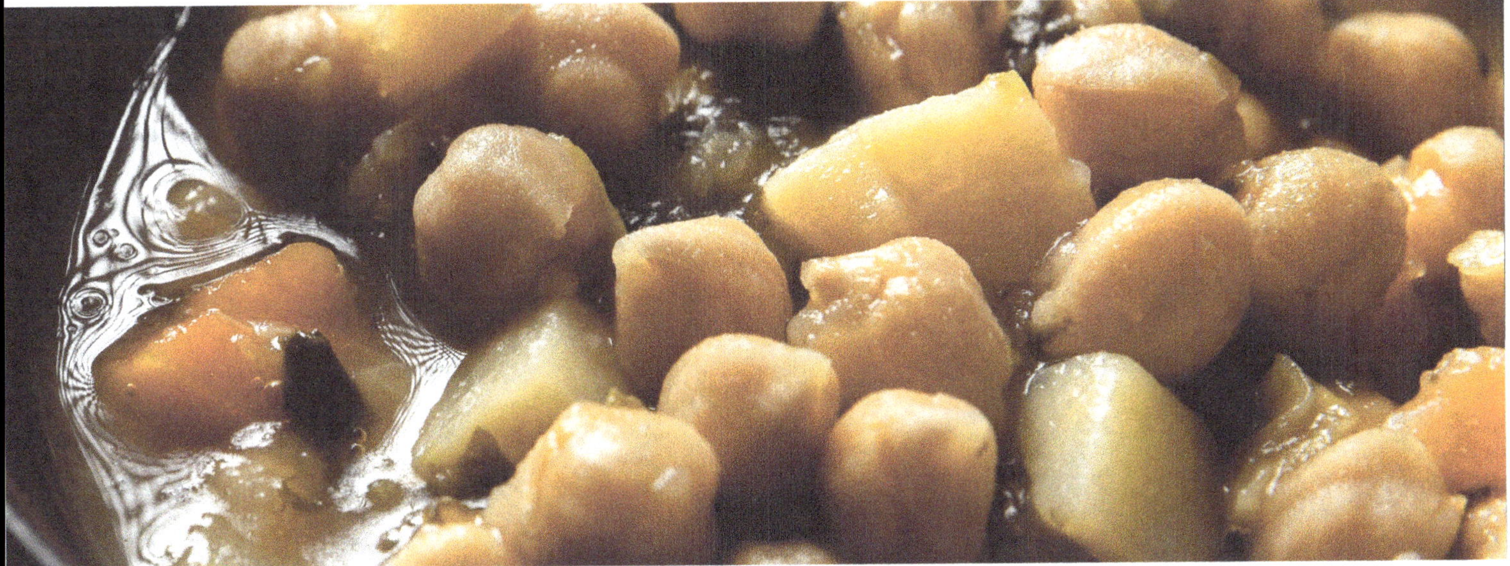

Ingredienti

- -200 g di gnocchetti sardi integrali
- -1 melanzana media (tagliata a cubetti)
- -1 zucchina media (tagliata a cubetti)
- -2 pomodori maturi (tagliati a cubetti)
- -2 spicchi d'aglio (tritati)
- -3 cucchiai di olio extravergine di oliva
- Sale e pepe q.b.
- -Parmigiano grattugiato (opzionale, per servire)
- -Foglie di prezzemolo fresco tritato (per guarnire)

Procedimento

- Lava e taglia a cubetti una melanzana media, una zucchina media e 2 pomodori maturi.
- Trita finemente 2 spicchi d'aglio.
- In una padella grande, scalda 3 cucchiai di olio extravergine di oliva a fuoco medio.
- Aggiungi l'aglio tritato e soffriggi per 30 secondi, finché dorato.
- Unisci i cubetti di melanzana e zucchina, e cuoci a fuoco medio-alto per 8-10 minuti, mescolando spesso, finché risultano teneri e dorati.
- Aggiungi i pomodori a cubetti, mescola e cuoci per altri 5 minuti, finché il sugo si addensa leggermente.
- Regola di sale e pepe a piacere.
- Porta a ebollizione abbondante acqua salata in una pentola.
- Cuoci 200 g di gnocchetti sardi integrali seguendo il tempo indicato sulla confezione, fino a quando risultano al dente.
- Scola la pasta, conservando un mestolo di acqua di cottura.
- Versa gli gnocchetti nella padella con il sugo di melanzane e zucchine.
- Mescola bene per amalgamare i sapori e, se necessario, aggiungi un po' di acqua di cottura per una consistenza più cremosa.
- Servi gli gnocchetti caldi, spolverati con parmigiano grattugiato (opzionale) e guarniti con prezzemolo fresco tritato.

Per un piatto di 200 g di gnocchetti

Calorie: circa 350 kcal

Carboidrati: 65 g (di cui 7 g di fibre)

Proteine: 10 g

Grassi: 12 g (di cui 2 g di grassi saturi)

Indice Glicemico: Basso

Insalata di Mais

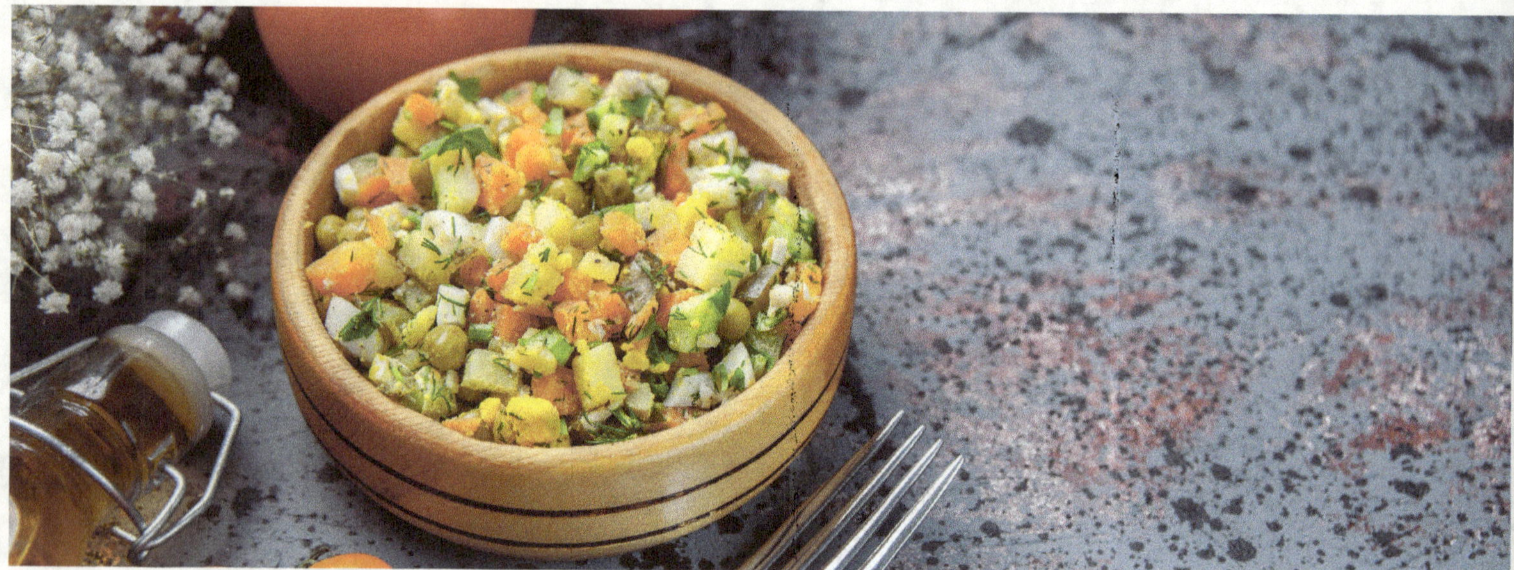

Ingredienti

-50 g di mais dolce (preferibilmente fresco o in scatola senza zuccheri aggiunti)

-2 carote medie (grattugiate)

-1 cipolla rossa piccola (affettata finemente)

-1 cucchiaio di olio extravergine di oliva

-Succo di 1 lime o limone

-Sale e pepe q.b.

-Prezzemolo fresco tritato (per guarnire)

-50 g di fagioli neri (opzionale, per aggiungere proteine e fibre)

Procedimento

- Se usi mais fresco: cuocilo al vapore o bollito per 5 minuti, poi sgrana i chicchi dalla pannocchia.
- Se usi mais in scatola: scolalo e sciacqualo bene sotto acqua corrente.
- In una ciotola grande, unisci:
- Il mais cotto o scolato
- Le carote grattugiate
- La cipolla affettata finemente
- In una piccola ciotola, mescola:
  1. 2 cucchiai di olio extravergine di oliva
  2. Succo di lime o limone
  3. Sale e pepe q.b.
- Versa il condimento sull'insalata e mescola bene.
- Se desideri, aggiungi fagioli neri scolati e sciacquati per un maggiore apporto di proteine e fibre.
- Guarnisci con prezzemolo fresco tritato.
- Servi subito o conserva in frigorifero fino al momento di servire.

Per un piatto di insalata

Calorie: circa 120 kcal

Carboidrati: 20 g (di cui 5 g di fibre)

Proteine: 3 g

Grassi: 4 g (di cui 0,5 g di grassi saturi)

Indice Glicemico: Basso

Minestra di lenticchie

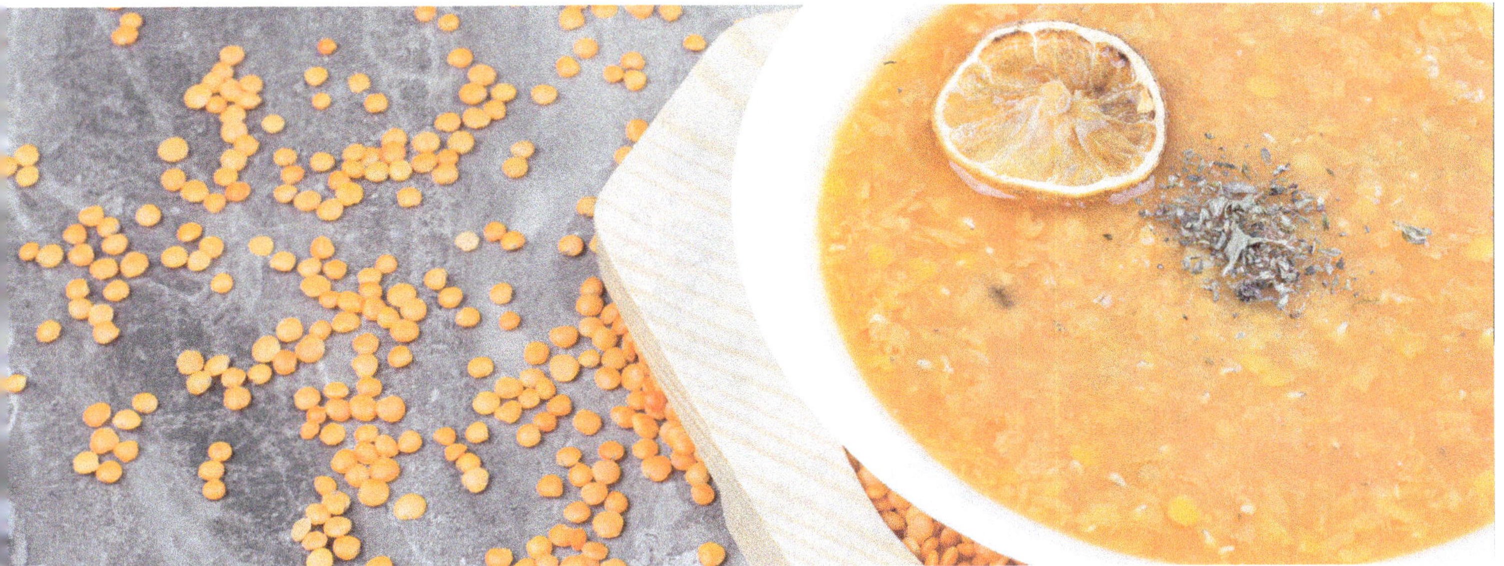

Ingredienti

-200 g di lenticchie secche (preferibilmente verdi o marroni, a basso IG)

-1 cipolla media (tritata finemente)

-2 carote (tagliate a cubetti)

-2 coste di sedano (tagliate a cubetti)

-2 spicchi d'aglio (tritati)

-2 cucchiai di olio extravergine di oliva

-1 litro di brodo vegetale (a basso contenuto di sodio)

-1 foglia di alloro

Sale e pepe q.b.

-Prezzemolo fresco tritato (per guarnire)

Procedimento

- Sciacqua 200 g di lenticchie secche sotto acqua corrente per rimuovere eventuali impurità.
- Scolale bene e tienile da parte.
- Trita finemente 1 cipolla media e 2 spicchi d'aglio.
- Taglia a cubetti 2 carote e 2 coste di sedano.
- In una pentola capiente, scalda 2 cucchiai di olio extravergine di oliva a fuoco medio.
- Aggiungi cipolla, carote, sedano e aglio e soffriggi per 5-7 minuti, mescolando spesso, finché le verdure risultano morbide e profumate.
- Aggiungi nella pentola:
  1. Le lenticchie scolate
  2. 1 litro di brodo vegetale a basso contenuto di sodio
  3. 1 foglia di alloro intera
- Porta a ebollizione, poi abbassa la fiamma e lascia cuocere a fuoco lento per 30-35 minuti, mescolando di tanto in tanto, fino a quando le lenticchie risultano tenere ma non sfatte.
- Rimuovi la foglia di alloro.
- Aggiusta di sale e pepe a piacere.
- Servi la minestra calda, guarnendo con prezzemolo fresco tritato.

Per un piatto di 250 g

Calorie: circa 250 kcal

Carboidrati: 40 g (di cui 15 g di fibre)

Proteine: 12 g

Grassi: 6 g (di cui 1 g di grassi saturi)

Indice Glicemico: Basso

Polpo All'Orientale

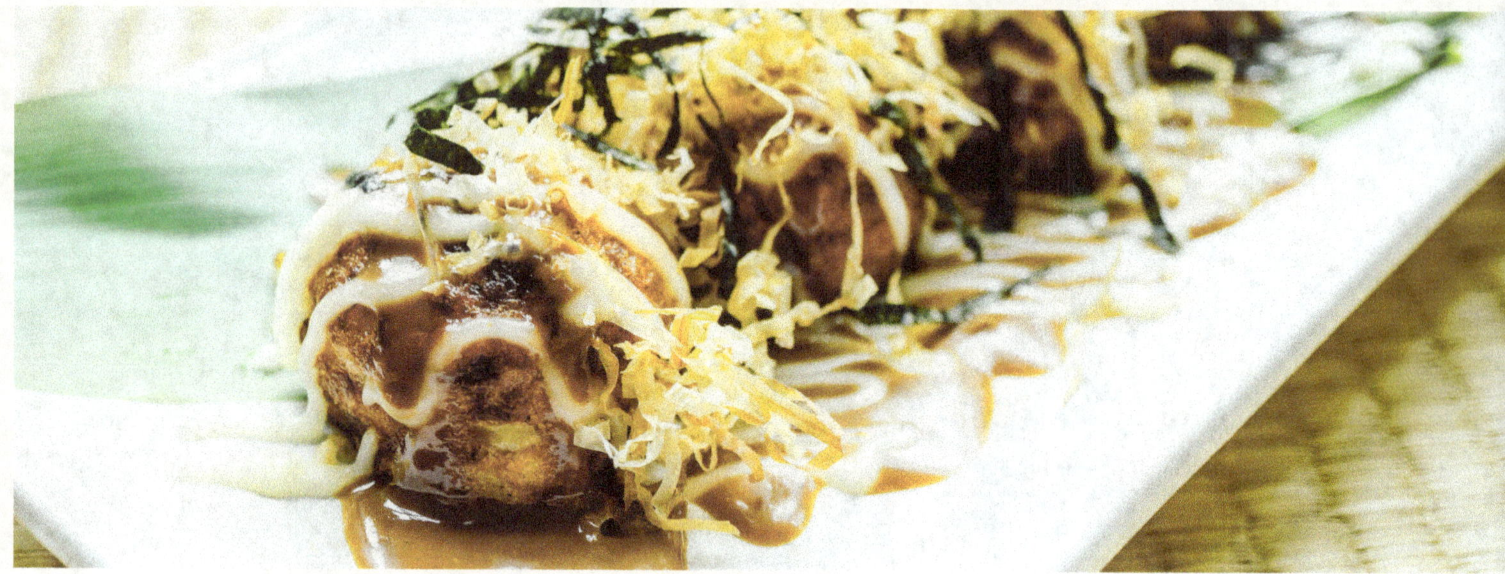

Ingredienti

300 g di polpo (già cotto e tagliato a pezzetti)

-1 cucchiaio di salsa di soia a basso contenuto di sodio

-1 cucchiaio di olio di sesamo tostato

-1 cucchiaino di zenzero fresco grattugiato

-1 spicchio d'aglio (tritato finemente)

-1 cucchiaino di miele (facoltativo, per un tocco di dolcezza) e Succo di mezzo lime

-1 cucchiaino di semi di sesamo tostati

-2 cipollotti (affettati finemente)

-Foglie di coriandolo fresco (per guarnire)

Per il Wrap di Lattuga:

-8 foglie grandi di lattuga romana o iceberg

-1 carota (tagliata a julienne)

-1 cetriolo (tagliato a strisce sottili)

-1 avocado maturo (tagliato a fette sottili)

Per 300 g di Polpo

Calorie: circa 150 kcal

Carboidrati: 10 g (di cui 4 g di fibre)

Proteine: 15 g

Grassi: 7 g (di cui 1 g di grassi saturi)

Indice Glicemico: Basso

Procedimento

- In una ciotola grande, unisci:
  1. 1 cucchiaio di salsa di soia a basso sodio
  2. 1 cucchiaio di olio di sesamo tostato
  3. 1 cucchiaino di zenzero fresco grattugiato
  4. 1 spicchio d'aglio tritato finemente
  5. Succo di mezzo lime
  6. 1 cucchiaino di miele (opzionale, per un tocco dolce)
- Mescola fino a ottenere una marinata omogenea.
- Aggiungi 300 g di polpo cotto e tagliato a pezzetti alla ciotola con la marinata.
- Mescola bene per ricoprire uniformemente il polpo con il condimento.
- Copri con pellicola e lascia marinare in frigorifero per almeno 20-30 minuti per intensificare i sapori.
- Lava e asciuga con delicatezza 8 foglie grandi di lattuga romana o iceberg.
- Taglia a julienne 1 carota e 1 cetriolo a strisce sottili.
- Affetta 1 avocado maturo a fettine sottili.
- Disponi le foglie di lattuga su un piano di lavoro.
- Riempile con:
  7. Le carote a julienne
  8. Il cetriolo a strisce sottili
  9. Le fette di avocado
- Aggiungi il polpo marinato ben sgocciolato e distribuiscilo uniformemente tra i wrap.
- Spolvera con 1 cucchiaino di semi di sesamo tostati.
- Aggiungi cipollotti affettati finemente e foglie di coriandolo fresco.
- Arrotola con cura le foglie di lattuga attorno al ripieno per formare i wrap.

Passato di Ceci al Rosmarino

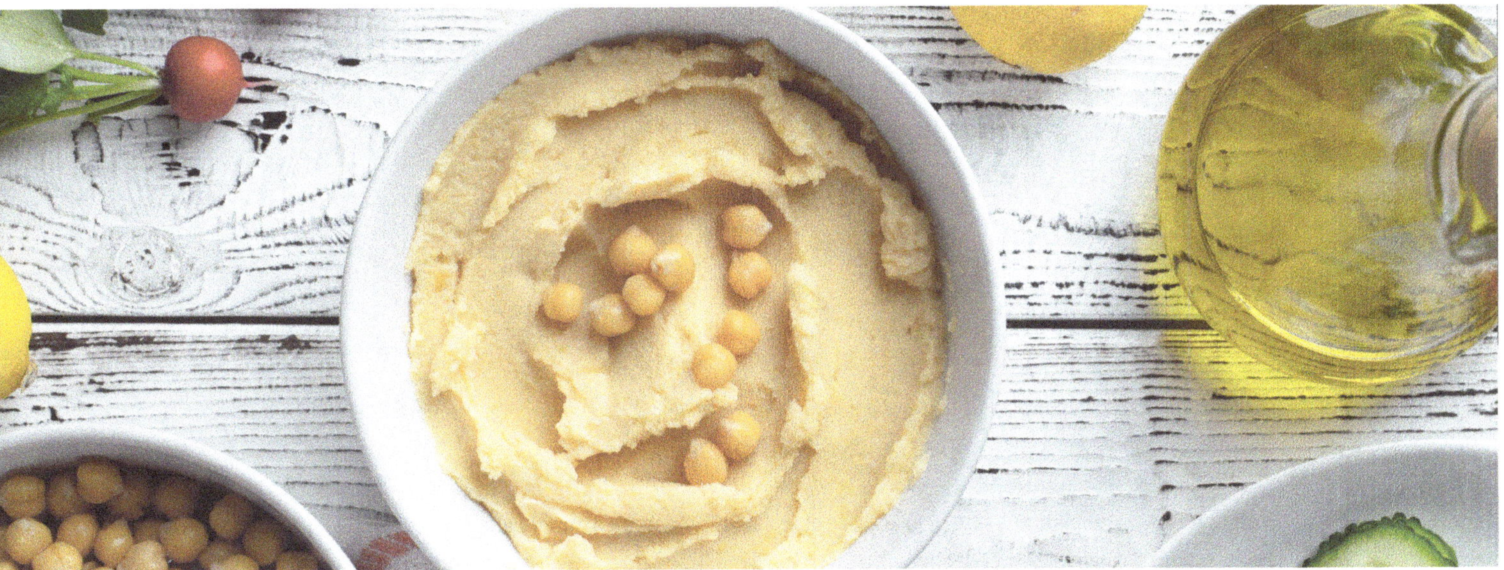

Ingredienti

-250 g di ceci secchi (messi a bagno per almeno 8 ore)

-1 cipolla piccola (tritata finemente)

-2 spicchi d'aglio (tritati)

-2 cucchiai di olio extravergine di oliva

-1 rametto di rosmarino fresco

-1 litro di brodo vegetale (a basso contenuto di sodio)

Sale e pepe q.b.

-Olio d'oliva extra per guarnire (facoltativo)

Per un piatto di 250 g

Calorie: circa 300 kcal

Carboidrati: 45 g (di cui 12 g di fibre)

Proteine: 14 g

Grassi: 8 g (di cui 1,5 g di grassi saturi)

Indice Glicemico: Basso

Procedimento

- Metti 250 g di ceci secchi in abbondante acqua e lasciali in ammollo per almeno 8 ore (preferibilmente tutta la notte).
- Trascorso il tempo, scola i ceci e sciacquali bene sotto acqua corrente per eliminare eventuali impurità.
- In una pentola capiente, scalda 2 cucchiai di olio extravergine di oliva a fuoco medio.
- Aggiungi 1 cipolla piccola tritata finemente e 2 spicchi d'aglio tritati.
- Soffriggi per 2-3 minuti, mescolando spesso, finché la cipolla diventa trasparente e l'aglio rilascia il suo aroma senza bruciarsi.
- Aggiungi nella pentola:
  1. I ceci scolati
  2. 1 litro di brodo vegetale a basso contenuto di sodio
  3. 1 rametto di rosmarino fresco intero (per aromatizzare il brodo senza disperderlo nel passato)
- Porta a ebollizione, poi abbassa la fiamma e copri parzialmente con un coperchio.
- Lascia cuocere a fuoco lento per 45-60 minuti, mescolando di tanto in tanto, finché i ceci diventano morbidi e facili da schiacciare con una forchetta.
- Rimuovi il rametto di rosmarino per evitare che rilasci un sapore troppo intenso.
- Con un frullatore a immersione, frulla la zuppa direttamente nella pentola fino a ottenere una consistenza liscia e cremosa.
- Se il passato risulta troppo denso, aggiungi un po' di brodo caldo fino a raggiungere la cremosità desiderata.
- Aggiusta di sale e pepe a piacere e mescola bene.
- Versa il passato di ceci nelle ciotole.

Benefici Nutrizionali e Impatto Glicemico:

Il Polpo all'Orientale in Wrap di Lattuga è un piatto eccellente per chi cerca di mantenere una dieta a basso impatto glicemico senza rinunciare al gusto.

Polpo: Ricco di proteine e povero di grassi, il polpo è un'ottima fonte di aminoacidi essenziali, minerali come ferro e zinco, e vitamine del gruppo B. È particolarmente adatto per chi cerca di mantenere una dieta equilibrata e ipocalorica.

Lattuga e Verdure Fresche: Le foglie di lattuga, insieme a carote, cetrioli e avocado, forniscono una buona quantità di fibre, vitamine e minerali, mantenendo basso il contenuto di carboidrati. Le fibre aiutano a rallentare l'assorbimento dei carboidrati, contribuendo a mantenere stabili i livelli di zucchero nel sangue.

Salsa Orientale: La combinazione di salsa di soia, olio di sesamo, zenzero e lime offre un sapore ricco e complesso senza aggiungere molti zuccheri o grassi, mantenendo il piatto leggero e salutare.

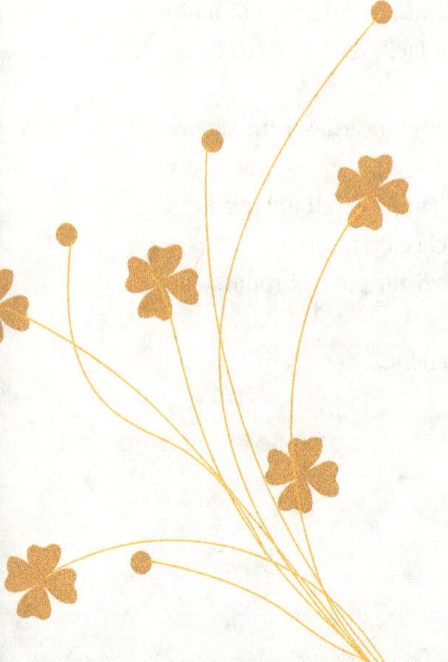

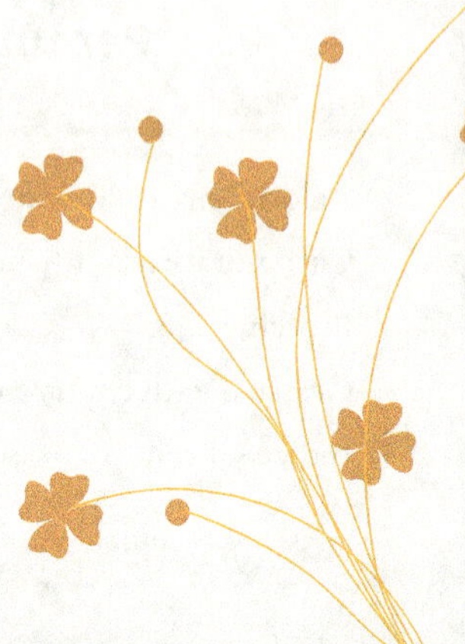

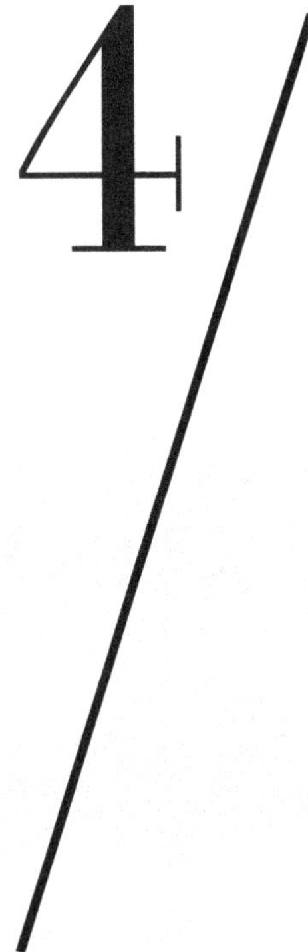

CAPITOLO

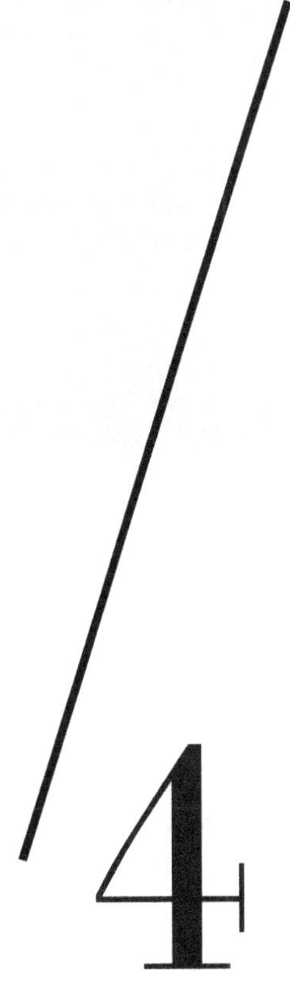

Pollo alla romana

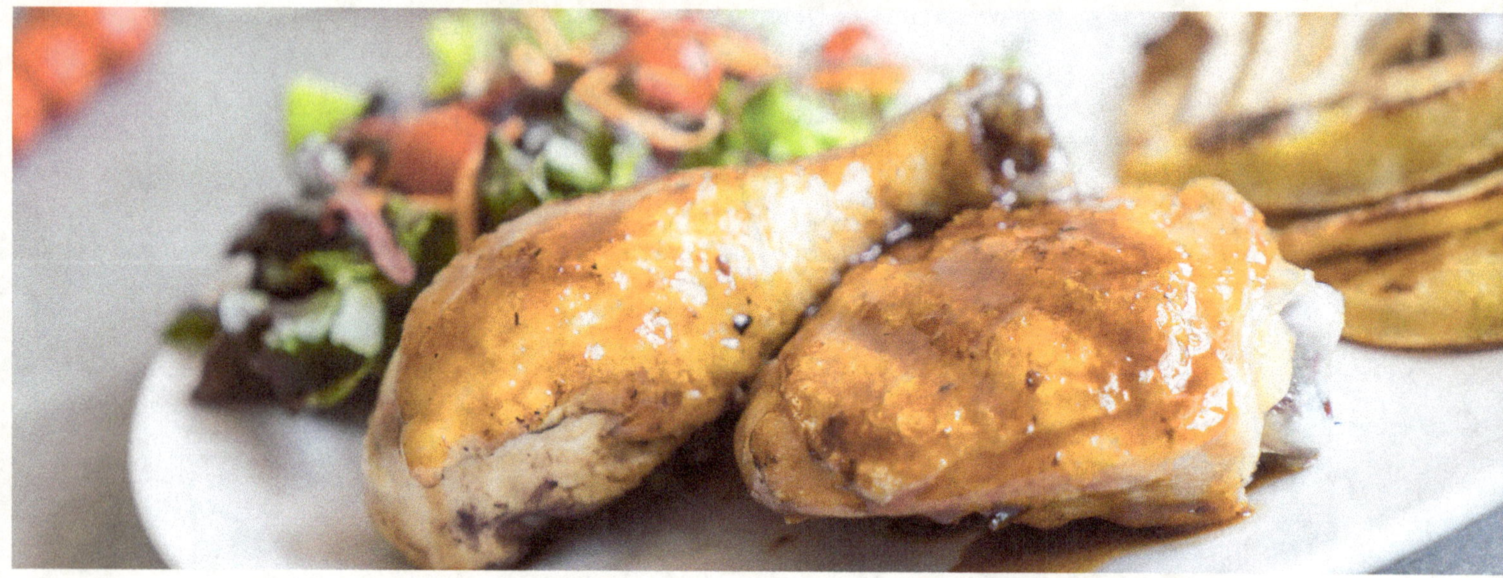

Ingredienti

- -4 petti di pollo (circa 150 g ciascuno)
- -2 cucchiai di olio extravergine di oliva
- -1 peperone rosso (tagliato a strisce sottili)
- -1 peperone giallo (tagliato a strisce sottili)
- -2 spicchi d'aglio (tritati)
- -10 olive nere (denocciolate e tagliate a metà)
- -1 cucchiaio di capperi (sciacquati e scolati)
- -100 ml di vino bianco secco
- -Sale e pepe q.b.
- -Prezzemolo fresco tritato (per guarnire)

Procedimento

- In una padella ampia, scalda 2 cucchiai di olio extravergine di oliva a fuoco medio-alto.
- Aggiungi i 4 petti di pollo (circa 150 g ciascuno) e cuoci per 4-5 minuti per lato, finché risultano ben dorati esternamente e cotti al centro.
- Trasferisci il pollo su un piatto e tienilo da parte.
- Nella stessa padella, aggiungi 1 peperone rosso e 1 peperone giallo, tagliati a strisce sottili.
- Unisci 2 spicchi d'aglio tritati, 10 olive nere denocciolate e tagliate a metà e 1 cucchiaio di capperi sciacquati e scolati.
- Cuoci a fuoco medio per 5 minuti, mescolando di tanto in tanto, finché i peperoni diventano morbidi.
- Versa 100 ml di vino bianco secco nella padella e lascia evaporare l'alcol, cuocendo per 2-3 minuti, fino a quando il liquido si riduce della metà.
- Rimetti i petti di pollo nella padella con le verdure.
- Cuoci per altri 2 minuti, girando il pollo, in modo che assorba i sapori del condimento.
- Spegni il fuoco e guarnisci con prezzemolo fresco tritato.
- Servi il pollo alla romana caldo, accompagnato dalle verdure.

Per un petto di pollo

Calorie: circa 300 kcal

Carboidrati: 45 g (di cui 12 g di fibre)

Proteine: 14 g

Grassi: 8 g (di cui 1,5 g di grassi saturi)

Indice Glicemico: Basso

Filetto di Trota agli Spinaci

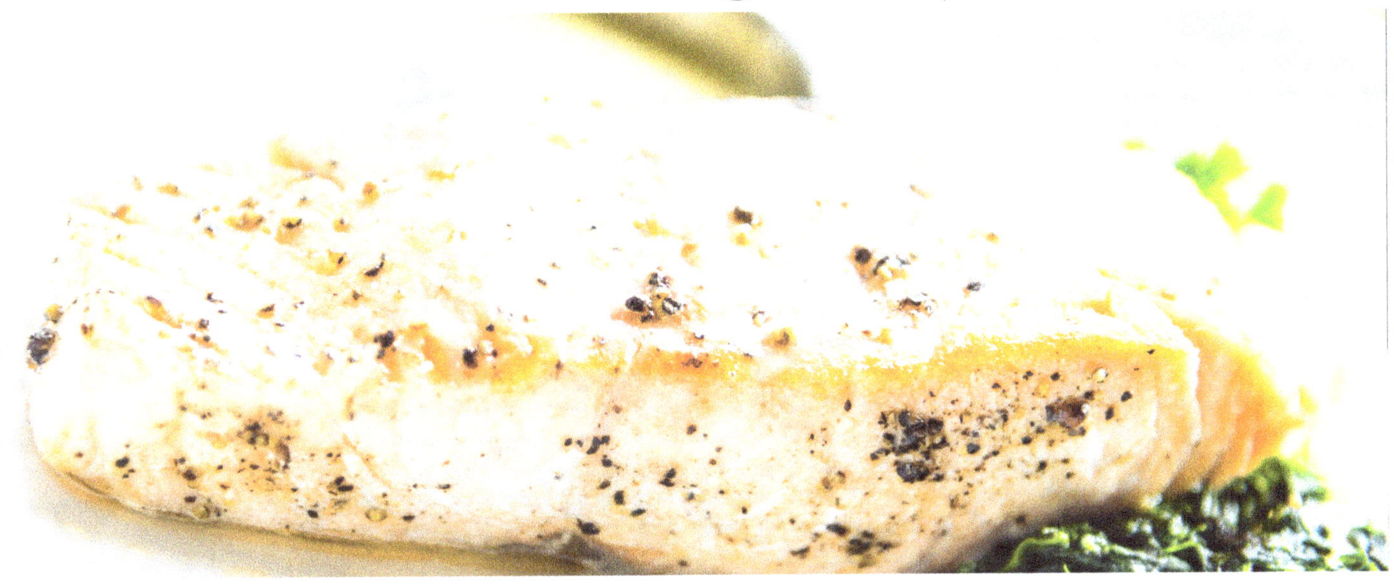

Ingredienti

-4 filetti di trota (circa 150 g ciascuno)

-2 cucchiai di olio extravergine di oliva

-1 spicchio d'aglio (tritato finemente)

-300 g di spinaci freschi (lavati e asciugati)

-Succo di mezzo limone

Sale e pepe q.b.

-Scorza di limone grattugiata (per guarnire)

Procedimento

- Tampona i 4 filetti di trota con carta assorbente per eliminare l'umidità.
- Condisci entrambi i lati con sale e pepe.
- In una padella, scalda 1 cucchiaio di olio extravergine di oliva a fuoco medio.
- Aggiungi 1 spicchio d'aglio tritato e soffriggi per 30 secondi.
- Unisci 300 g di spinaci freschi, mescola e cuoci per 2-3 minuti, finché appassiscono.
- Condisci con sale e pepe, poi metti da parte.
- Nella stessa padella, aggiungi 1 cucchiaio di olio EVO e scaldalo a fuoco medio.
- Disponi i filetti di trota con la pelle verso il basso e cuoci per 3-4 minuti, premendo leggermente.
- Girali e cuoci per altri 2-3 minuti, finché risultano dorati e cotti.
- Spremi succo di mezzo limone direttamente in padella per insaporire il pesce.
- Disponi gli spinaci nei piatti e adagia sopra i filetti di trota.
- Guarnisci con scorza di limone grattugiata e servi caldo.

Per 1 filetto

Calorie: 250 kcal

Carboidrati: 2 g (di cui 1 g di fibre)

Proteine: 30 g

Grassi: 14 g (di cui 3 g di grassi saturi)

Indice Glicemico: Basso

Canederli in Brodo

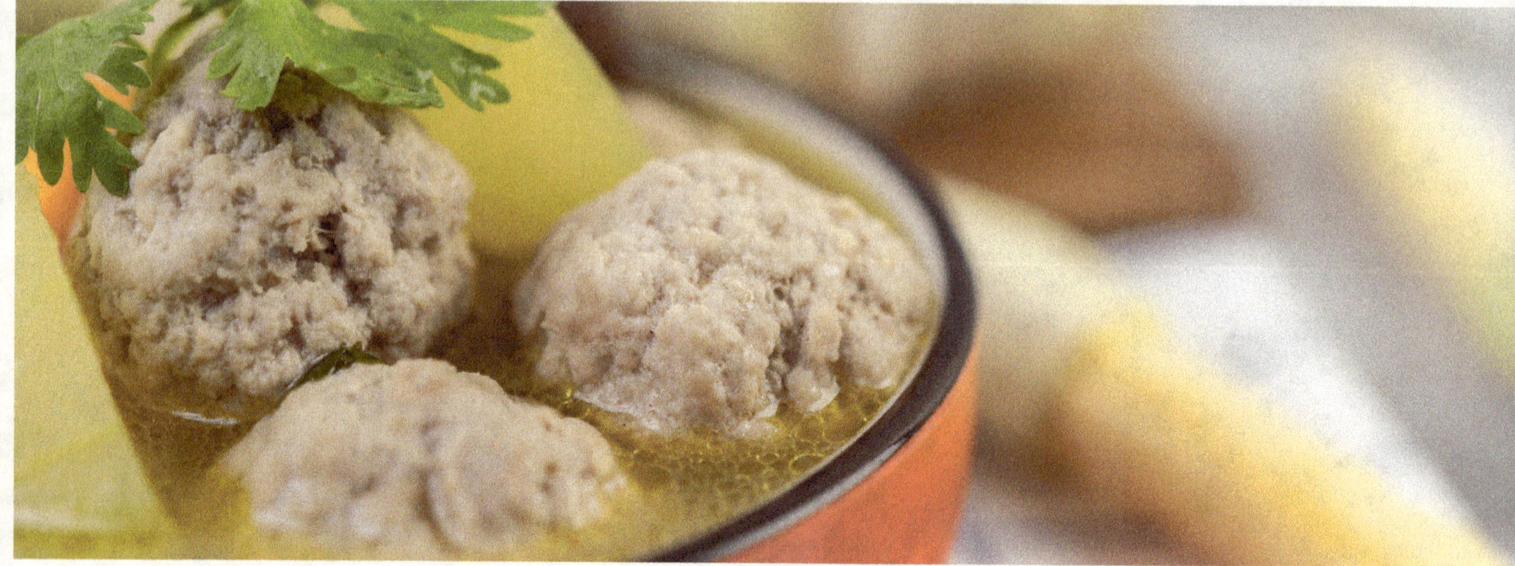

Ingredienti

-50 g di pane integrale raffermo (o pane a basso IG)

-100 ml di latte di mandorla non zuccherato

-2 uova

-50 g di farina di ceci (per abbassare l'IG e aggiungere proteine)

-1 cipolla piccola (tritata finemente)

-1 cucchiaio di olio extravergine di oliva

-2 cucchiai di prezzemolo fresco tritato

Sale e pepe q.b.

-1 litro di brodo vegetale a basso contenuto di sodio

Procedimento

- In una padella, scalda 1 cucchiaio di olio EVO e soffriggi 1 cipolla tritata per 3-4 minuti, finché dorata. Lascia raffreddare.
- In una ciotola, spezzetta 50 g di pane integrale raffermo e ammollalo con 100 ml di latte di mandorla per 5 minuti.
- Aggiungi 2 uova, 50 g di farina di ceci, la cipolla soffritta e 2 cucchiai di prezzemolo tritato.
- Condisci con sale e pepe, mescola fino a ottenere un impasto omogeneo e lascia riposare 15 minuti.
- Forma palline di circa 4 cm, compattandole bene.
- Porta a ebollizione 1 litro di brodo vegetale, abbassa la fiamma e immergi i canederli.
- Cuoci per 10-12 minuti, finché salgono a galla.
- Servi i canederli nel brodo caldo con prezzemolo tritato.

Per una polpetta di cadedrelo

Calorie: 300 kcal

Carboidrati: 6 g (di cui 2 g di fibre)

Proteine: 35 g

Grassi: 14 g (di cui 3 g di grassi saturi)

Indice Glicemico: Basso

Sedanini Zucca e Rosmarino

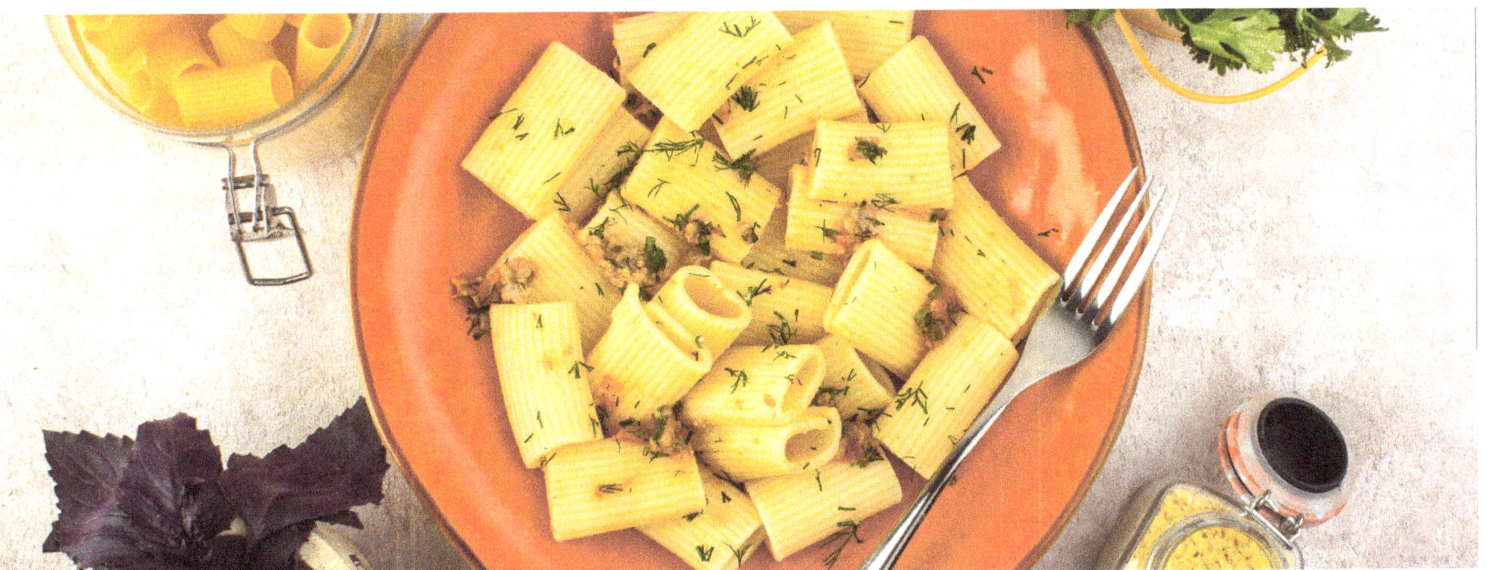

Ingredienti

-200 g di sedanini integrali o di farro (a basso IG)

-300 g di zucca (tagliata a cubetti)

-2 cucchiai di olio extravergine di oliva

-1 rametto di rosmarino fresco

-2 spicchi d'aglio (tritati)

Sale e pepe q.b.

-Parmigiano grattugiato (facoltativo, per servire)

Procedimento

- In una padella grande, scalda 2 cucchiai di olio extravergine di oliva a fuoco medio.
- Aggiungi 2 spicchi d'aglio tritati e soffriggi per 30 secondi, finché dorato.
- Unisci 300 g di zucca a cubetti e 1 rametto di rosmarino.
- Cuoci a fuoco medio-basso per 15 minuti, mescolando di tanto in tanto, finché la zucca diventa tenera e dorata.
- Rimuovi il rosmarino e aggiusta di sale e pepe.
- Porta a ebollizione abbondante acqua salata in una pentola.
- Cuoci 200 g di sedanini integrali o di farro seguendo il tempo indicato sulla confezione, fino a quando risultano al dente.
- Scola la pasta, conservando un mestolo di acqua di cottura.
- Versa i sedanini nella padella con la zucca e mescola per amalgamare i sapori.
- Se necessario, aggiungi un po' di acqua di cottura per ottenere una consistenza più cremosa.
- Servi caldi, con una spolverata di parmigiano grattugiato se desiderato.

Per un piatto di 200 g

Calorie: 250 kcal

Carboidrati: 2 g (di cui 1 g di fibre)

Proteine: 30 g

Grassi: 14 g (di cui 3 g di grassi saturi)

Indice Glicemico: Basso

Gamberi, Radicchio e Ceci con

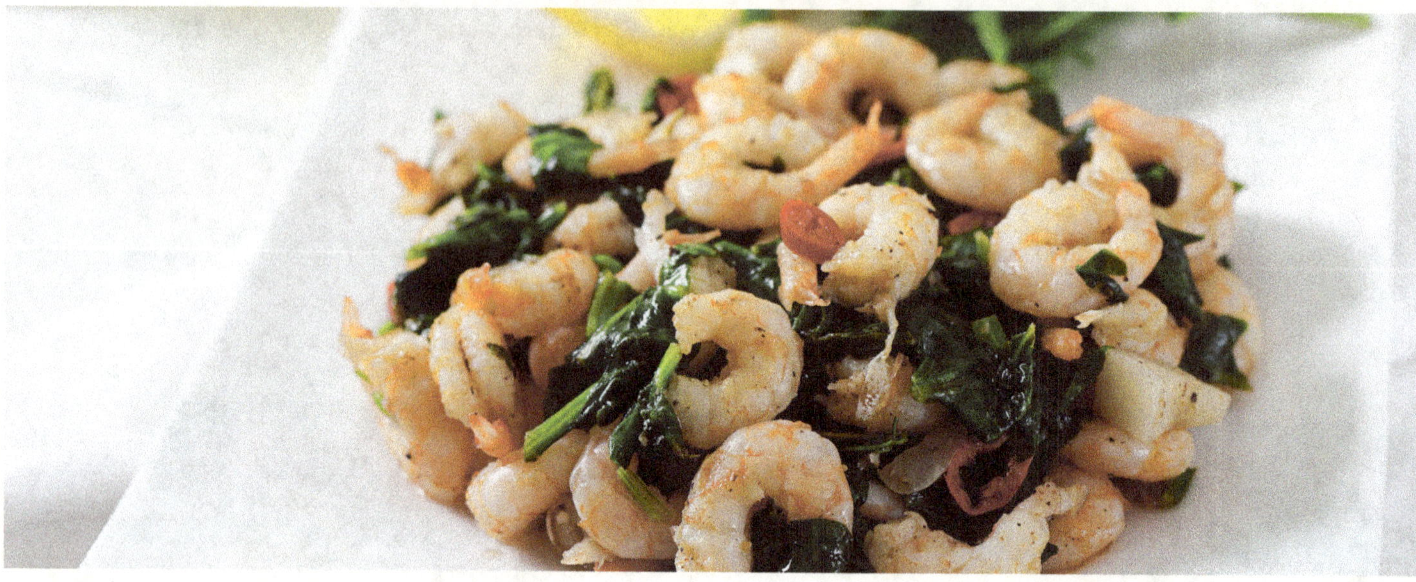

Ingredienti

12 gamberi grandi (sgusciati e puliti)

-2 cucchiai di olio extravergine di oliva

-1 spicchio d'aglio (tritato finemente)

-Succo di mezzo limone

S-ale e pepe q.b.

-Un pizzico di peperoncino (opzionale)

Per il Radicchio:

-1 cespo di radicchio rosso (tagliato a listarelle)

-1 cucchiaio di aceto balsamico

-1 cucchiaio di olio extravergine di oliva

-Sale e pepe q.b.

Per i Ceci con Spuma:

-200 g di ceci cotti (o in scatola, scolati e sciacquati)

-2 cucchiai di yogurt greco magro

-1 cucchiaino di succo di limone

-1 cucchiaino di olio extravergine di oliva

Sale e pepe q.b.

Per un piatto

Calorie: 824 kcal

Carboidrati: 62 g (di cui 2 g di fibre)

Proteine: 38 g

Grassi: 47 g

Indice Glicemico: Basso

Procedimento

- Scalda 2 cucchiai di olio EVO in una padella antiaderente a fuoco medio.
- Aggiungi 1 spicchio d'aglio tritato e soffriggi per 30 secondi.
- Unisci i 12 gamberi sgusciati e cuoci 2-3 minuti per lato, finché diventano rosa.
- Condisci con sale, pepe, succo di limone e, se gradito, peperoncino.
- Taglia 1 cespo di radicchio rosso a listarelle sottili.
- Salta in padella con 1 cucchiaio di olio EVO per 2-3 minuti.
- Sfuma con 1 cucchiaio di aceto balsamico, aggiungi sale e pepe, e cuoci per altri 2 minuti.
- Frulla 200 g di ceci cotti, 2 cucchiai di yogurt greco, 1 cucchiaino di succo di limone e 1 cucchiaino di olio EVO.
- Aggiusta di sale e pepe e, se necessario, aggiungi un po' d'acqua per ottenere una consistenza cremosa.
- Stendi la spuma di ceci sul piatto, aggiungi il radicchio e completa con i gamberi.

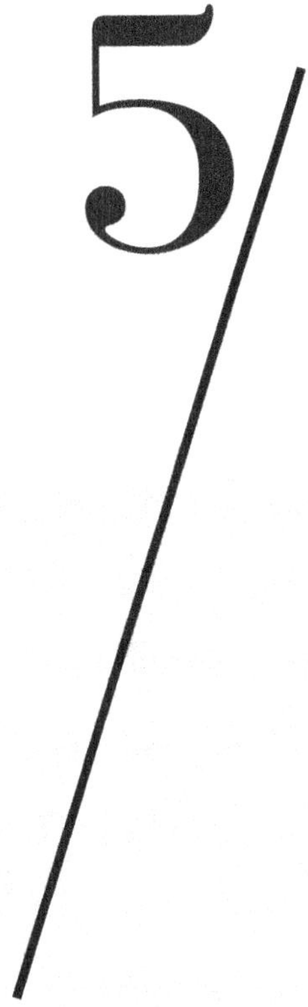

CAPITOLO

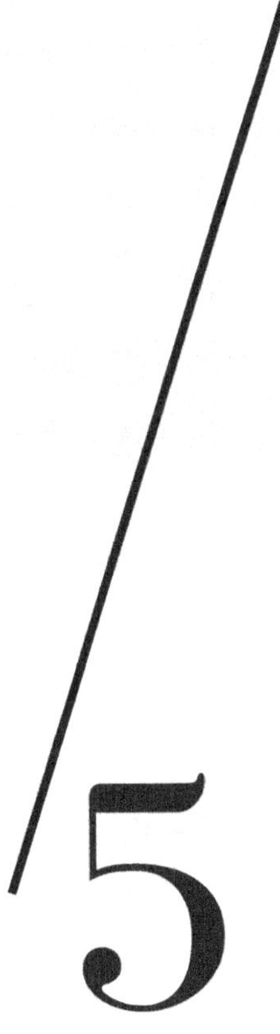

Pastiera a basso Indice

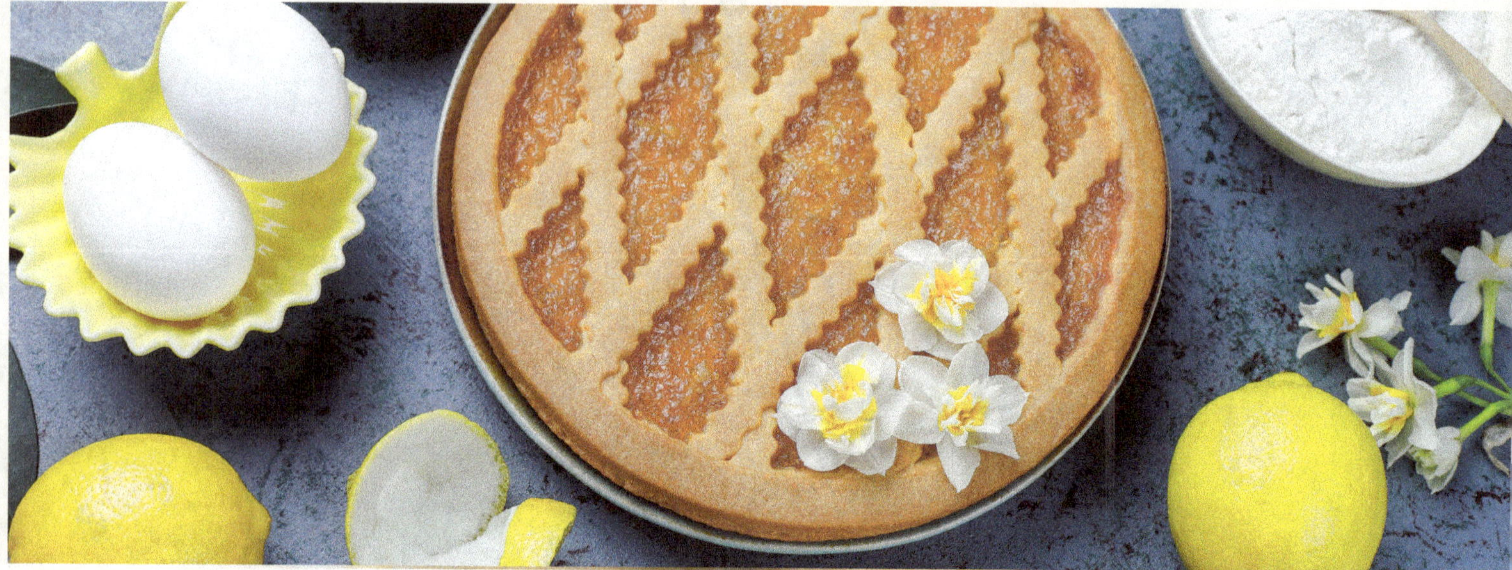

Ingredienti

-200 g di farina di mandorle

-50 g di farina di cocco

-1 cucchiaio di olio di cocco (sciolto)

-2 cucchiai di eritritolo (dolcificante a basso IG)

-1 uovo

-Per il Ripieno:

-250 g di ricotta magra

-150 g di grano cotto (puoi sostituirlo con quinoa cotta
per un IG ancora più basso)

-100 g di yogurt greco naturale senza zucchero

-3 uova

-1 cucchiaio di eritritolo

-1 cucchiaio di scorza d'arancia grattugiata

-1 cucchiaio di estratto di vaniglia

-1 cucchiaio di cannella in polvere

-50 g di arancia candita senza zucchero (opzionale)

Per una fetta

Calorie: 250 kcal

Carboidrati: 20 g (di cui 5 g di fibre)

Proteine: 10 g

Grassi: 15 g (di cui 5 g di grassi saturi)

Indice Glicemico: Basso

Procedimento

- In una ciotola, mescola farina di mandorle, farina di cocco ed eritritolo. Aggiungi olio di cocco e uovo, impastando fino a ottenere un composto compatto.
- Fodera il fondo e i lati di uno stampo da 22-24 cm, pressando bene l'impasto.
- Bucherella la base con una forchetta e cuoci a 180°C per 10 minuti, poi lascia raffreddare.
- Mescola ricotta, yogurt greco ed eritritolo fino a ottenere una crema liscia.
- Aggiungi un uovo alla volta, mescolando bene dopo ogni aggiunta. Poi unisci il grano cotto (o la quinoa), la scorza d'arancia, l'estratto di vaniglia e la cannella, mescolando fino a ottenere un composto omogeneo.
- Versa il ripieno sulla base e livella la superficie.
- Cuoci a 180°C per 50-60 minuti, fino a doratura. Controlla la cottura con uno stuzzicadenti.
- Lascia raffreddare nel forno con lo sportello socchiuso per 20 minuti, poi a temperatura ambiente.
- Servi fredda o a temperatura ambiente.

Brown al cacao e avocado

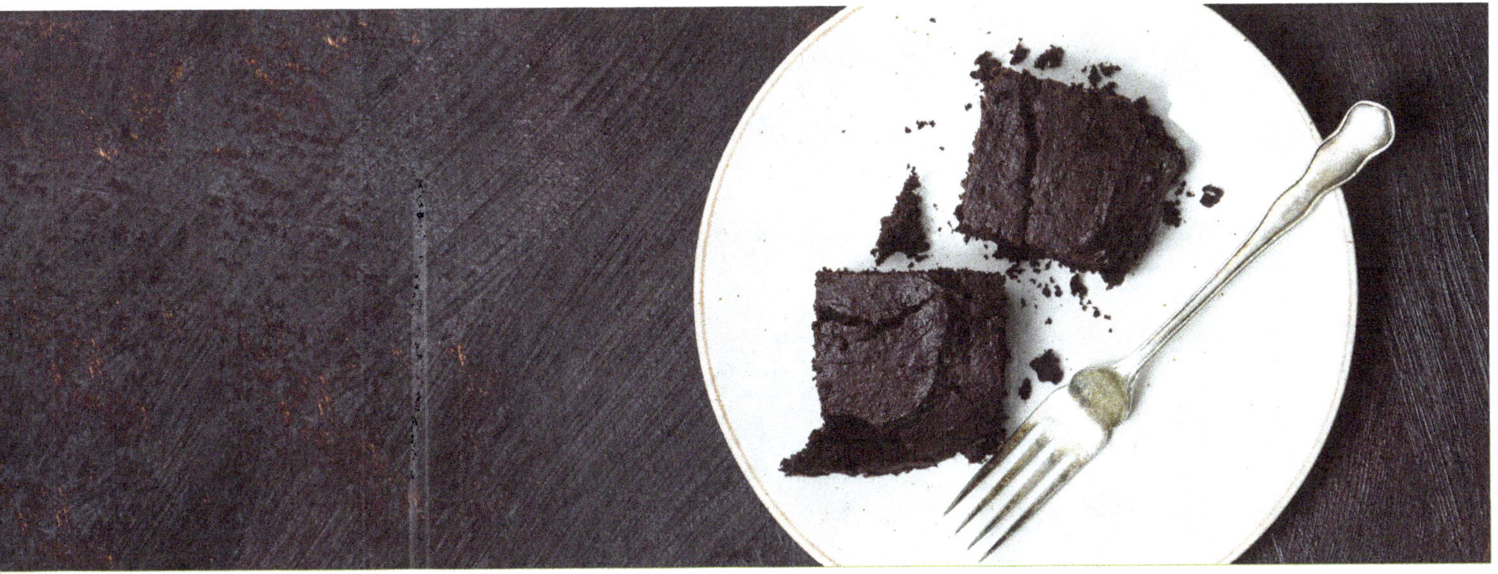

Ingredienti

2 avocado maturi (frullati fino a ottenere una crema)

3 uova grandi

1 cucchiaino di estratto di vaniglia

3 cucchiai di eritritolo

150 g di farina di mandorle

50 g di cacao amaro in polvere

½ cucchiaino di bicarbonato di sodio

1 pizzico di sale

50 g di cioccolato fondente al 85% (tagliato a pezzetti)

Per 100 g di Brown

Calorie: 250 kcal

Carboidrati: 10 g (di cui 2 g di fibre)

Proteine: 8 g

Grassi: 20 g (di cui 8 g di grassi saturi)

Indice Glicemico: Basso

Procedimento

- Preriscalda il forno a 180°C in modalità statica.
- Fodera una teglia quadrata (circa 20x20 cm) con carta da forno, lasciando un po' di margine ai lati per facilitare la rimozione dei brownies una volta cotti.
- Taglia 2 avocado maturi a metà, rimuovi il nocciolo e preleva la polpa con un cucchiaio.
- Metti la polpa in un frullatore o robot da cucina e frulla fino a ottenere una crema liscia e omogenea, senza pezzi.
- Aggiungi alla crema di avocado 3 uova grandi, 1 cucchiaino di estratto di vaniglia e 3 cucchiai di eritritolo.
- Frulla nuovamente fino a ottenere un composto liscio e ben amalgamato.
- n una ciotola grande, setaccia 150 g di farina di mandorle e 50 g di cacao amaro in polvere per eliminare eventuali grumi.
- Aggiungi ½ cucchiaino di bicarbonato di sodio e 1 pizzico di sale, mescolando con una frusta per distribuire gli ingredienti uniformemente.
- Versa gradualmente il composto di avocado nella ciotola con gli ingredienti secchi.
- Mescola con una spatola o un cucchiaio di legno fino a ottenere un impasto omogeneo e cremoso.
- Spezzetta 50 g di cioccolato fondente al 85% in piccoli pezzi e incorporalo all'impasto, mescolando delicatamente per distribuirlo in modo uniforme.
- Versa l'impasto nella teglia foderata e livella la superficie con una spatola.
- Inforna a 180°C per 25-30 minuti.
- Dopo 25 minuti, fai la prova stecchino: inseriscilo al centro, se esce asciutto o con qualche briciola umida, i brownies sono pronti. Se risulta ancora troppo bagnato, prolunga la cottura di 2-3 minuti.
- Sforna i brownies e lasciali raffreddare completamente nella teglia per almeno 30 minuti

Tartufi e cocco e cioccololato

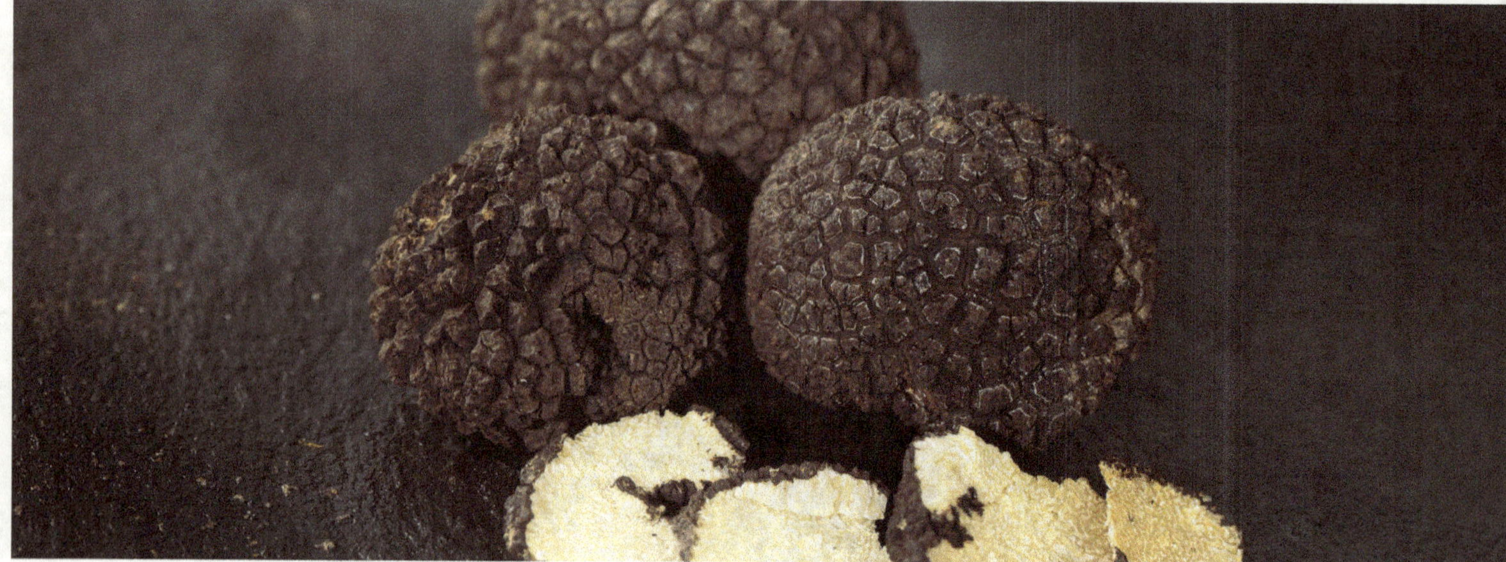

Ingredienti

- -200 g di farina di cocco
- -100 g di cioccolato fondente (minimo 70% cacao)
- -2 cucchiai di olio di cocco
- -2 cucchiai di eritritolo
- -1 cucchiaino di estratto di vaniglia
- -50 ml di latte di cocco non zuccherato
- -Cacao amaro in polvere (per spolverare)

Per 1 tarfufo

Calorie: circa 90 kcal

Carboidrati: 5 g (di cui -2 g di fibre)

Proteine: 1 g

Grassi: 8 g (di cui 6 g -di grassi saturi)

Indice Glicemico: Basso

Procedimento

- Spezzetta 100 g di cioccolato fondente (minimo 70% cacao) in piccoli pezzi per facilitarne la fusione.
- In un pentolino, porta a leggera ebollizione un po' d'acqua e posiziona sopra una ciotola resistente al calore per il bagnomaria (senza che la ciotola tocchi l'acqua).
- Aggiungi nella ciotola il cioccolato fondente e 2 cucchiai di olio di cocco.
- Mescola continuamente fino a ottenere una crema liscia e uniforme.
- Togli dal fuoco e lascia intiepidire leggermente.
- In una ciotola capiente, unisci 200 g di farina di cocco e 2 cucchiai di eritritolo.
- Aggiungi 1 cucchiaino di estratto di vaniglia e mescola con una spatola.
- Versa 50 ml di latte di cocco non zuccherato e amalgama il tutto fino a ottenere un composto umido e compatto.
- Versa il cioccolato fuso nella ciotola con il composto di cocco.
- Mescola energicamente con una spatola fino a ottenere un impasto uniforme e modellabile.
- Preleva piccole porzioni di impasto (circa 15 g ciascuna) e modellale con le mani formando palline compatte e regolari.
- Passa ogni tartufo in un piatto con cacao amaro in polvere, facendolo rotolare fino a ricoprirlo uniformemente.
- Disponi i tartufi su una teglia foderata con carta da forno.
- Mettili in frigorifero per almeno 1 ora, in modo che si rassodino e acquisiscano la giusta consistenza.

Muffin ai Mirtilli e Limone

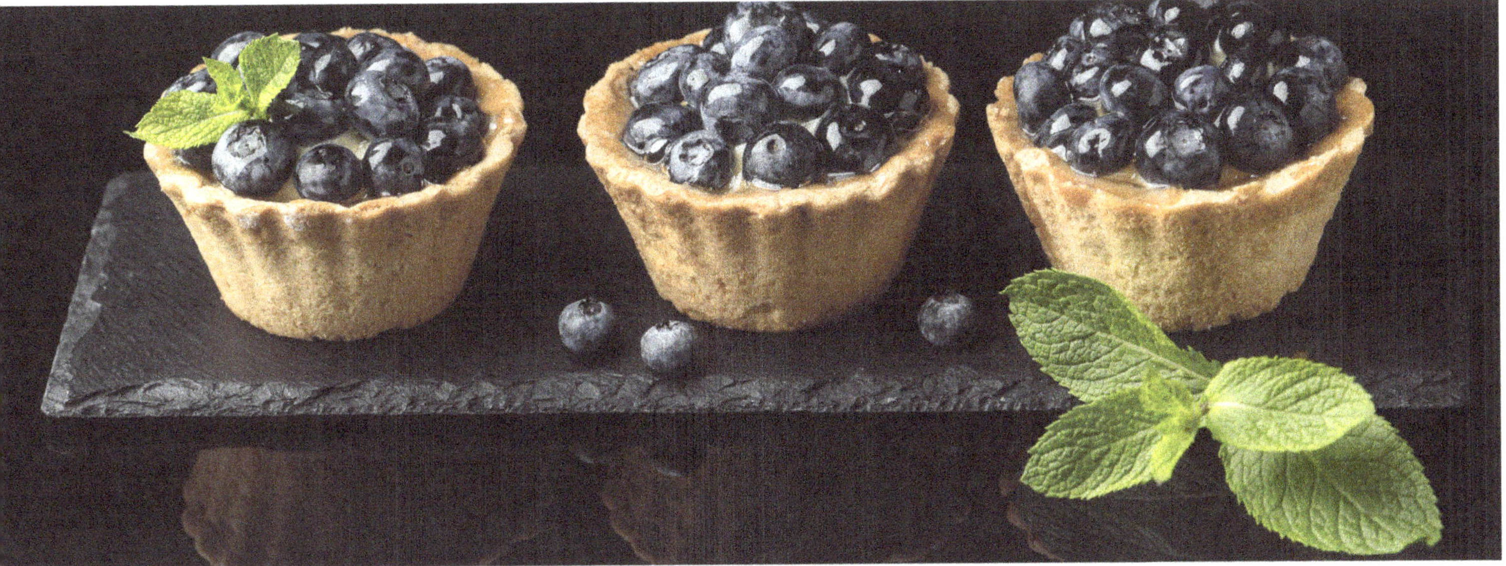

Ingredienti

- 200 g di farina di mandorle
- 50 g di farina di cocco
- 2 uova
- 100 ml di latte di mandorla non zuccherato
- 3 cucchiai di eritritolo
- 1 cucchiaio di lievito per dolci
- Scorza grattugiata di 1 limone
- 100 g di mirtilli freschi o surgelati

Per un muffin

Calorie: circa 90 kcal

Carboidrati: 5 g (di cui ~2 g di fibre)

Proteine: 1 g

Grassi: 8 g (di cui 6 g ~di grassi saturi)

Indice Glicemico: Basso

Procedimento

- Preriscalda il forno a 180°C in modalità statica.
- Prepara uno stampo da muffin inserendo i pirottini di carta in ogni cavità.
- In una ciotola capiente, setaccia 200 g di farina di mandorle e 50 g di farina di cocco per eliminare eventuali grumi.
- Aggiungi 1 cucchiaio di lievito per dolci e 3 cucchiai di eritritolo.
- Mescola con una frusta a mano per distribuire uniformemente gli ingredienti.
- In una ciotola media, rompi 2 uova e sbattile con una frusta fino a renderle leggermente spumose.
- Aggiungi 100 ml di latte di mandorla non zuccherato e la scorza grattugiata di 1 limone.
- Mescola fino a ottenere un composto uniforme.
- Versa gradualmente il mix di ingredienti secchi nella ciotola con quelli umidi.
- Mescola con una spatola o un cucchiaio di legno, facendo movimenti circolari dal basso verso l'alto fino a ottenere un impasto omogeneo e leggermente denso.
- Lava e asciuga 100 g di mirtilli freschi (se usi quelli surgelati, non scongelarli prima per evitare che rilascino troppa acqua).
- Infarinali leggermente con un po' di farina di cocco per evitare che affondino nell'impasto.
- Incorpora delicatamente i mirtilli all'impasto con una spatola, evitando di schiacciarli.
- Distribuisci l'impasto nei pirottini, riempiendoli fino a ¾ della loro capacità per evitare che fuoriescano durante la cottura.
- Inforna i muffin a 180°C per 20-25 minuti.
- Dopo 20 minuti, verifica la cottura inserendo uno stuzzicadenti al centro di un muffin: se esce asciutto, sono pronti; altrimenti, prolunga la cottura di altri 2-3 minuti.

20 Ingredienti da evitare

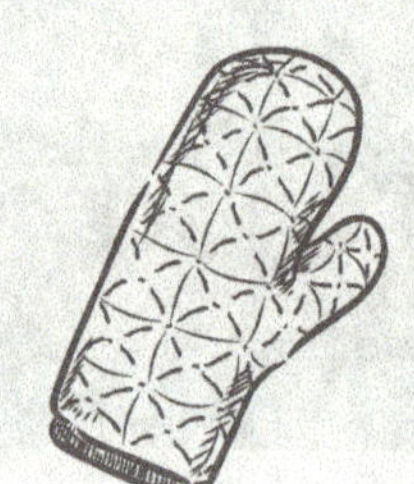

Ingredienti

- Sciroppo di Riso Integrale.
- Farina di Tapioca
- Amido di Mais (Maizena)
- Metassa
- Latte Condensato
- Fruttosio Cristallino
- Maltodestrina
- Sciroppo di Glucosio
- Farina di Riso Bianco
- Saccarosio
- Sucralosio
- Amido di Patate
- Sciroppo di Mais ad Alto Fruttosio
- Glucosio
- Dolcificanti a Base di Ciclamato
- Latte di Cocco Dolcificato
- Sciroppo d'Agave
- Agar-Agar con Zuccheri Aggiunti
- Succhi di Frutta Concentrati
- Latte di Mandorla Aromatizzato

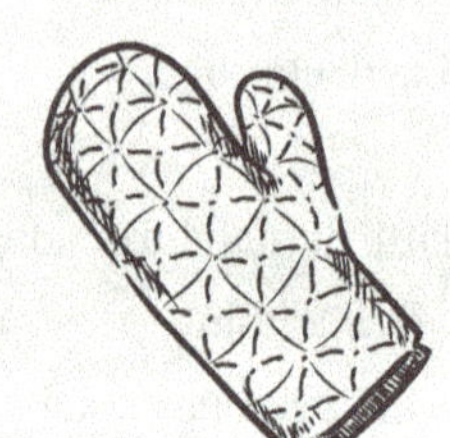

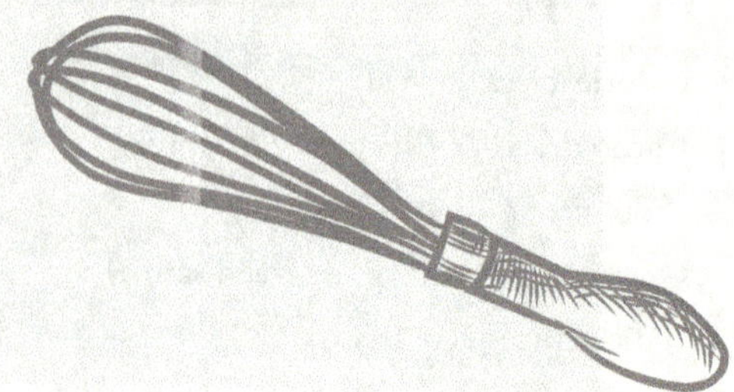

Finale

Cara lettrice Speriamo davvero che l'esperienza ti sia piaciuta tanto quanto è piaciuto a noi crearla per te. Abbiamo messo tutta la nostra esperienza e passione per offrirti un percorso ricco e unico, con l'obiettivo di accompagnarti verso un benessere autentico.

Ora che sei arrivata fino a questo punto, vogliamo condividere un consiglio prezioso. Leggere è solo l'inizio: il vero cambiamento avviene quando si passa all'azione! Il passo più importante per migliorare il proprio stile di vita è mettere in pratica questi consigli ogni giorno. Solo così potrai costruire un'alimentazione sana e duratura che farà la differenza nella tua vita.

Abbiamo fatto del nostro meglio, e adesso è tutto nelle tue mani. Se hai feedback o idee su come possiamo migliorare, faccelo sapere! E per continuare al meglio il tuo percorso, ti invitiamo a scaricare i 3 bonus essenziali che abbiamo preparato per te: scoprirai dettagli e metodi per affrontare al meglio questa condizione.

E dopo r aver condiviso questo percorso con noi. Ora, è il tuo momento!

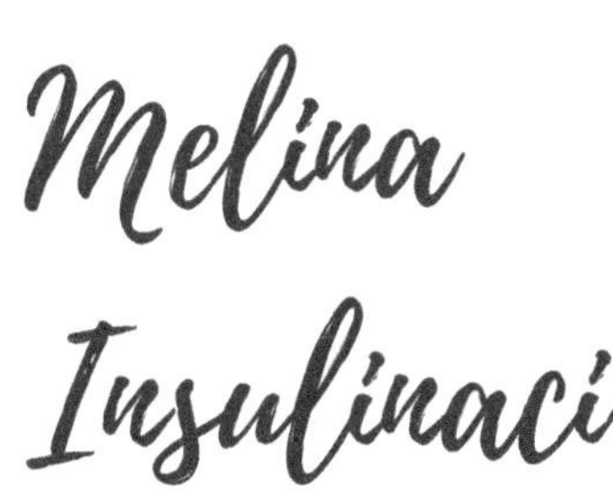

notes

DATE   /   /

notes

DATE   /   /

notes

DATE   /   /

notes
DATE   /   /

notes

DATE   /   /

notes

DATE   /   /

notes

DATE   /   /

notes

notes

DATE   /   /

notes

DATE   /   /